放射能下の日本で暮らすには?

食の安全対策から、がれき処理問題まで

田中優
YU TANAKA

筑摩書房

目次

放射能下の日本で暮らすには？

食の安全対策から、がれき処理問題まで

はじめに――どれだけ後悔せずに生きられるか

後悔のトゲ

1986年4月26日、チェルノブイリ原発事故が起きたとき、ぼくは原発についてほとんど何も知らなかった。環境活動をしていたわけでもなく、ただなんとなく目を背けていた。暗い話に目を向けようと思わなかっただけだ。

その年の暮れに生まれた子は、とても体が弱かった。それでもチェルノブイリ原発事故と結びつけて考えたりはしなかった。しかしあるとき、日本にも相当なレベルで放射能の雨が降ったことを知った。それが特に子ども、とりわけ胎児に影響を及ぼすことも。「まさか」と思って調べてみた。日本に降り注いだ放射能は決して少なくなかった。特に**牛乳**や**お茶**、**シイタケ**に濃縮されていた。ぼくは当時、毎日料理し、家族に食事を作っていた。料理は独身時代からしていたから、苦もなくしていたのだ。思い起こしてみると、そう、妊娠中はカルシウムが不足しやすいからと妻に牛乳を飲むように勧めていた。牛乳にセシウムが濃縮するのは雨として降り注いでから約一カ月後からだ。1986年5月末からは日本の牛乳もセシウム汚染していた。

……つまりぼくは母体を通じて子どもに放射能を届けてしまっていた。

当時のぼくは労働組合運動に参加していて、それなりにアクティブに活動していた。それは「子どもたちの未来の社会を悪いものにしたくない」という思いからだ。ところが子どもを守るために活動していつもりでいながら、ぼくは現実の子どもを守れていなかった。「ぼくは口先だけの活動家だ」と思った。そこから敬遠していた環境問題に目を開くことになった。

子どもは幸い、その後は元気に育ってくれている。しかしそのことはぼくの内側に、小さな「後悔のトゲ」を作った。生まれたばかりの子どもは自分だけで生きることができない。親や周囲の人の包み込む愛がなければ育つことができない。子どもの側から見たら、周囲のすべてを信頼しなければ生きられないのだ。その全幅の信頼を前提にした子どもの存在のいとおしさ。ぼくはそのとき最も身近にいながら、子どもを守りきれていなかった。「もっとよく調べていれば、目を背けずにいたなら」と、チクチクした後悔の痛みが胸に残された。

福島原発事故まで

福島第一原発で事故が起きたとき、驚きはしなかった。「ついに来てしまったか」という思いがあった。原発が地震に耐えられないことはすでに分かっていたから、地震がどこかで起こるたびに、その地域にある原発は大丈夫だったかと仲間うちでは毎回確認し合っていた。16年前に書いた『環境破壊のメカニズム』（北斗出版）でも、まえがきで地震と原発の問題を書いている。しかしこれまで、原発事故は偶然によって助けられ、起きていなかった。このまま偶然に助けられ続けるはずがないし、いずれは起きてしまうだろうと思っていた。仲間内のメーリングリストでは、特に安全対策がおざなりにされているアメリカか日本で、次の事故が起こるだろうと考えられていた。特に地震の多い日本は危ない、と。

もちろんその間も自分なりには原発に反対してきたし、脱原発の社会を実現したくて省エネや自然エネルギー推進の活動もしてきた。原発に関する著作も福島原発事故前に書いたものが多い。しかし自分だけが焦っても社会は変えられない。もし自分だけで変えられたとしたら、その社会はファシズムだろう。ヒーローの登場を望む社会は危ういものだ。しかもファシズムは必ず反動によって次の時代に後戻りする。だから結局、遠回りをするようでもみんなと一緒でなければ社会は変えられない。個人がいくら焦ってみても解決できないのだ。自分としてはやれるだけのことをしてきたと思う。今回の事故の前まで、ぼく自身にとっては後悔しなければならない部分は多くはなかった。

思い出してみれば嫌な目にも遭わされた。いやがらせの葉書が毎日職場にどさっと届けられたり、告発の手紙によって勤め先の大きな会議の議題にぼく個人の活動が上げられたり、ある団体から最高の賞を与えられる予定が電力会社からの横槍で取り消されたりした。しかし一方で関わってきた三重県・南島町に予定されていた「芦浜原発」を食い止めることができたし、いくつかの揚水発電ダム計画を撤回させることのお手伝いはできた。

3月11日

震災が起きた直後から、インターネットでひたすら現状を追いかけ続けた。震災以前から参加してきた原発関連のメーリングリストには、震災直後から膨大な量のメールが飛び交っていた。原発を停止できたと喜んだのも束の間、電源喪失に見舞われたことを知った。刻々と移り変わる状況の中から、ひたすら現実に起きていることを追いかけ続ける。原発近くに設置されている放射能のモニタリングポストのデータを見たが、肝心な宮城・福島周辺のモニタリングポストは調整中になってしまっていた（**図1**）。

［図1］「環境防災Nネット」ホームページ　2011年3月11日のモニタリングポスト

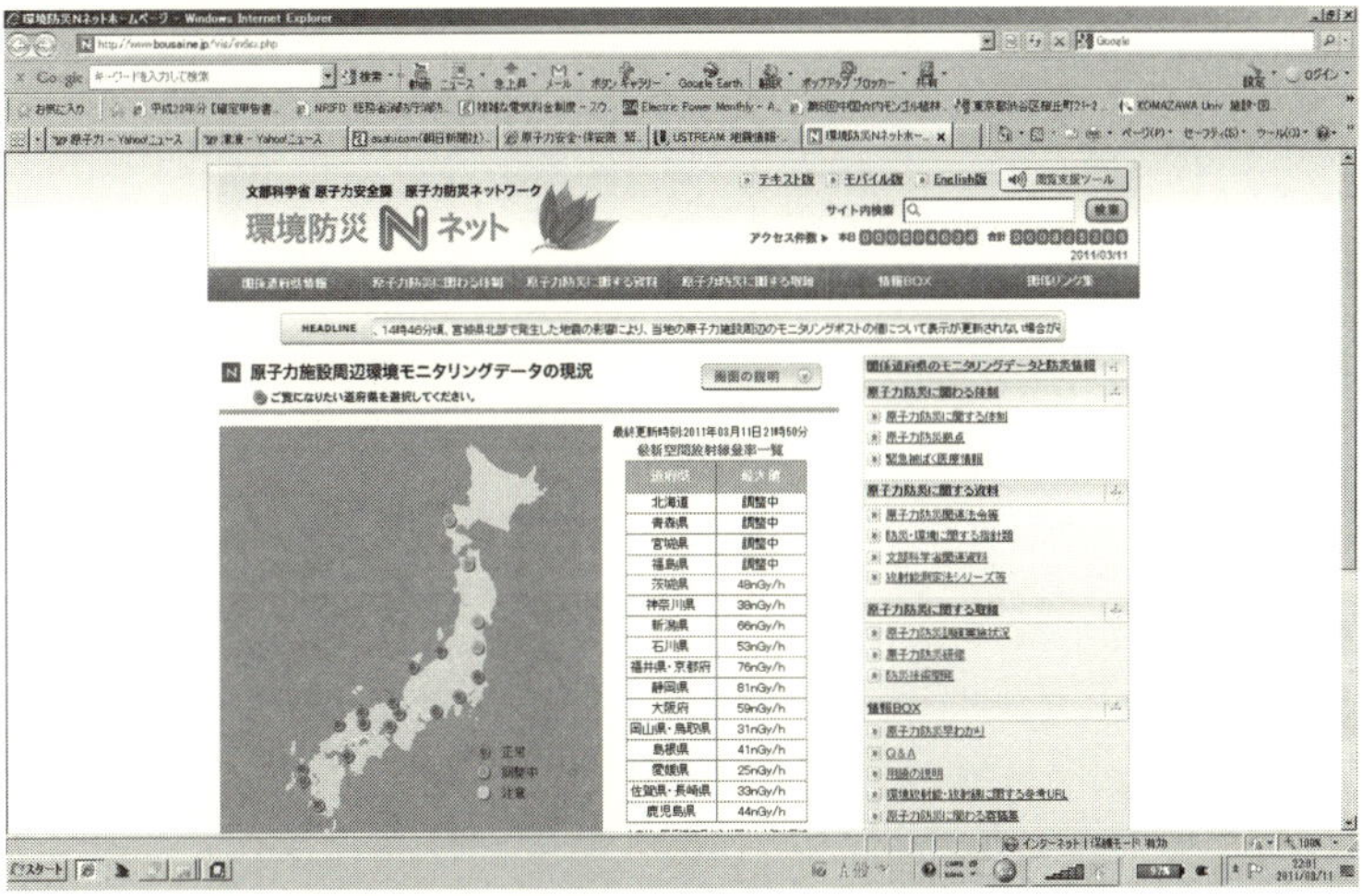

［図2］政府の「緊急災害対策本部」ホームページ

平成23年（2011年）東北地方太平洋沖地震について

平成２３年3月１１日（２２：３５）現在
緊　急　災　害　対　策　本　部

（ｉ）事故の発生・進展経緯

１５：４２　全交流電源喪失のため（原災法１０条報告事象）
１、２、３号機に関し、原子力災害対策特別措置法第１０条の規定に基づく特定事象発生の通報

１５：４５　オイルタンクが津波により流出

１６：３６　１、２号機に関し、非常用炉心冷却装置注水不能（原災法１５条報告事象）
※注水状況が分からないため、念のために同法１５条に該当すると判断

２１：００　Ｄ／Ｄ消化ポンプを起動し、炉圧が低下したら注入できる体制を執っている。

【東京電力㈱福島第一原発　緊急対策室情報】
○２号機のＴＡＦ（有効燃料頂部）到達予想、２１時４０分頃と評価。
炉心損傷開始予想：２２時２０分頃
ＲＰＶ（原子炉圧力容器）破損予想：２３時５０分頃
○１号機は評価中

事故時に動かず、平常時にだけ「ほら、安全です」と表示するだけのモニタリングポストに何の意味があるのか。その日の夜、政府の「緊急災害対策本部」のホームページに次のようなデータが上がった（図2）。

緊急災害対策本部は以下のように時系列順に示している。

15：42　全交流電源喪失（津波以前に高圧鉄塔が倒壊して電気が届かなくなった）
15：45　オイルタンクが津波により流出（緊急用発電機の燃料が得られなくなった）
16：36　1、2号機に関し、非常用炉心冷却装置注水不能（冷却できない！）
21：00　D／D消化ポンプを起動し、炉圧が低下したら注入できる体制を執っている

その下にさらに「東京電力（株）福島第一原発　緊急対策室情報」として、

○2号機のＴＡＦ（有効燃料頂部）到達予想、21時40分頃と評価。
　炉心損傷開始予想：22時20分頃
　ＲＰＶ（原子炉圧力容器）破損予想：23時50分頃

と書かれていた。これを見て、ぼくは確実にメルトダウンに至ると理解した。原子炉の冷却水は高温化してどんどん蒸発し、21時40分には核燃料の上の部分が空焚きになる。22時20分には高温になった炉心の核燃料が溶け落ち始める。もちろん核燃料を覆っているジルコニウムが水分と反応してさらに高温になりながら水素を莫大に放出して、爆発の危険性が高まる。そして原子炉圧力容器という一

番内側の大事な砦が23時50分には破損すると。

実際にはこの2号機の情報は誤報で、1号機のほうが深刻化していた。しかし、どちらにしても冷却できていないことは明らかだった。どんどん高温化する原子炉の核燃料に対し、水を入れて冷やしたくても水を注ぐポンプに電源が来ないのだから、いずれメルトダウンすることは避けられない。無電源の炉心冷却装置である「非常用復水器」（ＩＣ：アイソレーションコンデンサー＝通称「イソコン」）の話も聞いたが、なぜかその後には話題に上がらなかった。後にわかったのは、事故時にいったんイソコンが停止するようになっていたことを誰も知らず、冷却されずにメルトダウンに至っている（**＊1**）。

これはチェルノブイリに匹敵する大事故になると思った。不安で胸がざわざわした。翌日には「ベント」を行うと言われ始めた。ベントとは放射能を含んだ蒸気を、容器の爆発を避けるために放出させることだ。つまり放射能の大量放出は避けられない。これまで汚染されていなかった日本の大地に放射能が襲ってくるのだ。自分でも気持ちが落ち込んでいくのがわかった。このことを知らせたいと思うのだが、政府の「緊急災害対策本部」の表示は多くの携帯で見られないＰＤＦのファイルで、文字に直そうにも、何度もコピーしたようなつぶれたフォントでテキストデータに変えられない。「知らせたくないのだな」ととっさに思った。

そしてすぐアメダスデータで風向きを調べた。放射能は風に乗って流れてくるのだから、風向きによっては避難しないといけない。ところがそこでもまた困難が生じていた。肝心の福島第一原発周辺のアメダスだけが表示されないのだ（**図3**）。

翌12日、1号機が水素爆発した。14日、3号機が爆発、15日、4号機が爆発、2号機から高濃度の放射能が漏れ出した（**図4**）。東京方向に風向きが変わったら大変なことになる。日本の人口の一割、数千万人が被曝を強いられることになるからだ。しかし残念ながらそれは現実のものとなった。**図5**は群馬大学の早川由紀夫氏の作成した放射能の流れた方向と日時だ。ぼくはアメダスとにらめっこをしながら、以下のメルマガを15日の午前中に発行した。

田中優の〝持続する志〟
優さんメルマガ　第91号　２０１１・３・15
http://tanakayu.blogspot.com/
田中優より

「２０１１年3月15日、今日から東京の空気は危険になる？」
とにかく落ち着いてから動きましょう。何かする前に、大きく深呼吸してから。そして睡眠や食事をサボると判断が鈍りますから、必要なことは欠かさないように。

東京に来るかもしれない放射能

いよいよこの日が来てしまったと思う。原発に反対して23年、いつかはこうなると思っていた事態に直面する。でもまだこれが最悪ではない。もし核爆発を起こせばもっと悪い事態になる。子どもを授かったばかりの女の子から相談があった。たぶんいい歳なんだと思うけど、小学生のころから知っ

［図 3］ 2011年 3 月13日11時のアメダス
風向きに注意を！　アメダスで

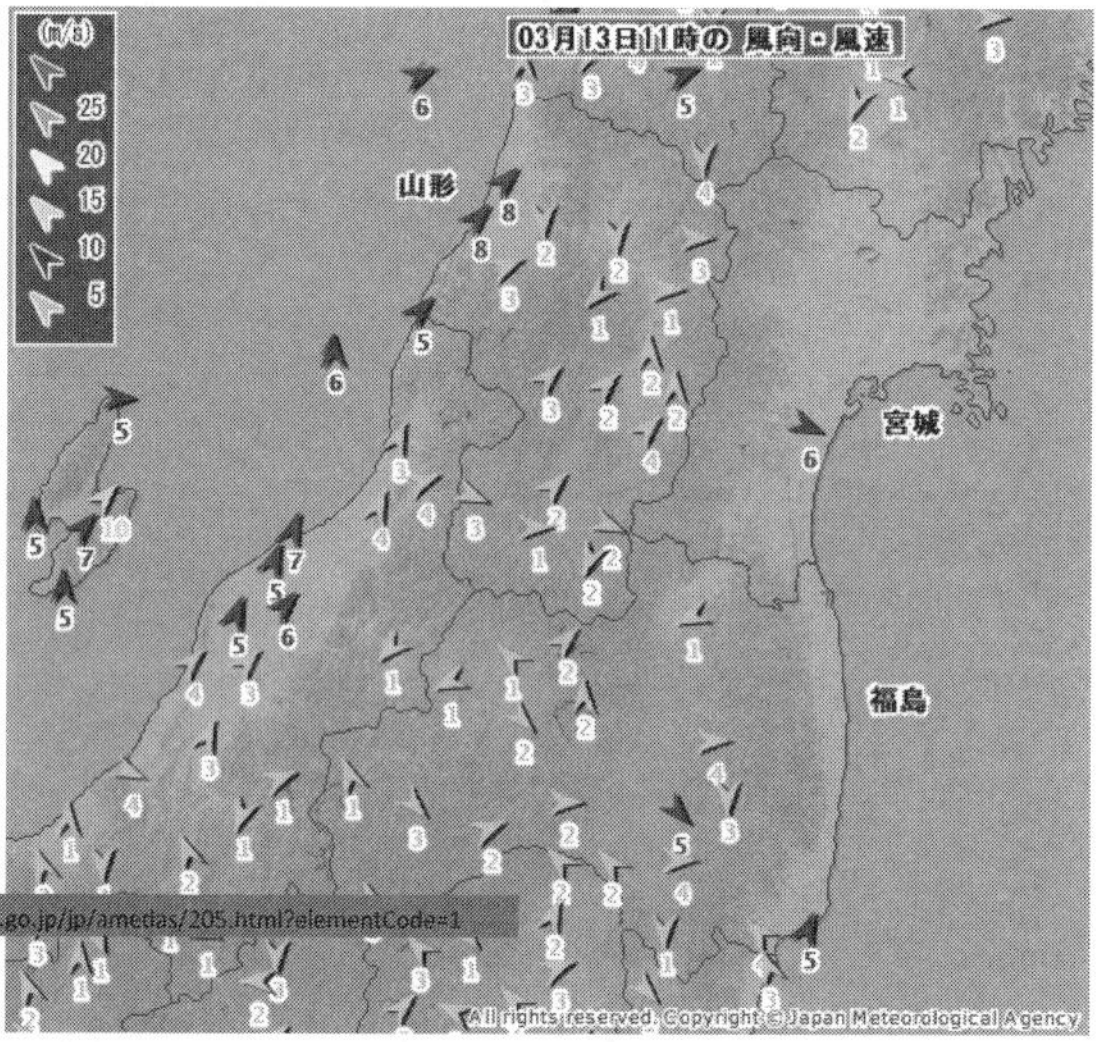

［図 4］『朝日新聞』デジタル　2011年 3 月18日より

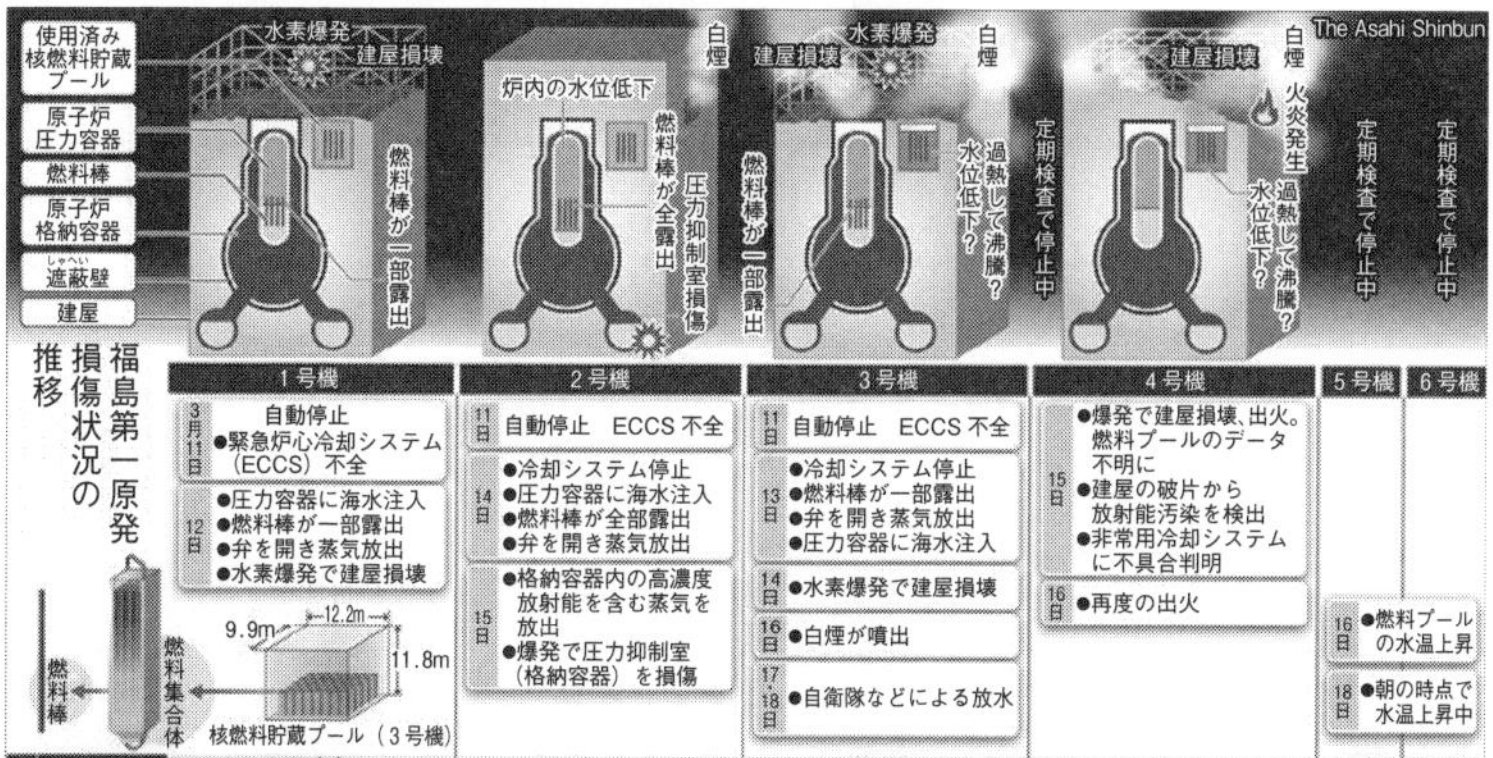

		1号機	2号機	3号機	4号機	5号機	6号機
プール内	容量	1020立方メートル	1425	1425	1425	1425	1497
	燃料棒（燃料集合体）	292本	587	514	1331	946	876
	燃料の発熱量	6 万キロカロリー/時	40万	20万	200万	70万	60万
	使用済み燃料棒の状態	？不明	？不明	▲損傷の疑い	▲損傷の疑い	○	○
原子炉内燃料棒		▲損傷の疑い	▲損傷の疑い	▲損傷の疑い	炉内になし	○	○
原子炉格納容器		○安全と説明	▲損傷の疑い	○安全と説明	○安全	○	○
建屋		× 損傷	○安全と説明	× 損傷	× 損傷	○	○

プール内の燃料棒は燃料棒を多数束ねた「燃料集合体」の本数

http://www.asahi.com/national/gallery_e/view_photo.html?national-pg/0319/TKY2011
03180628.jpg　より引用

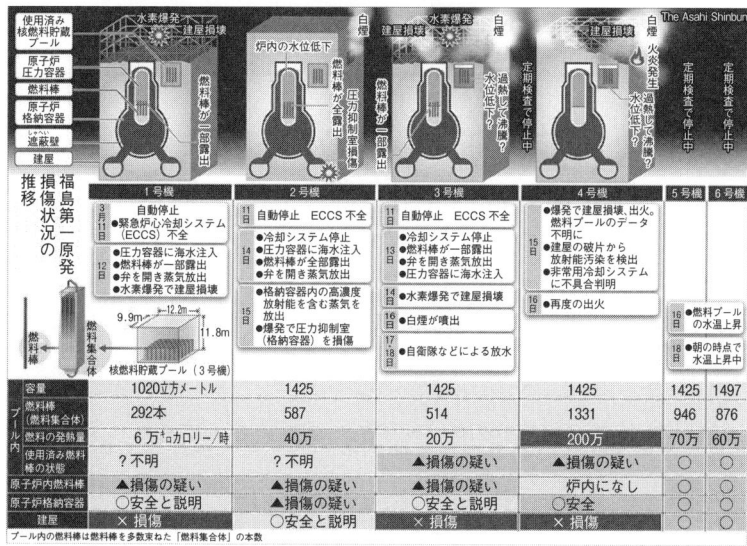

［図５］フクシマ放射能汚染ルートとタイミング
（早川由紀夫氏作成）

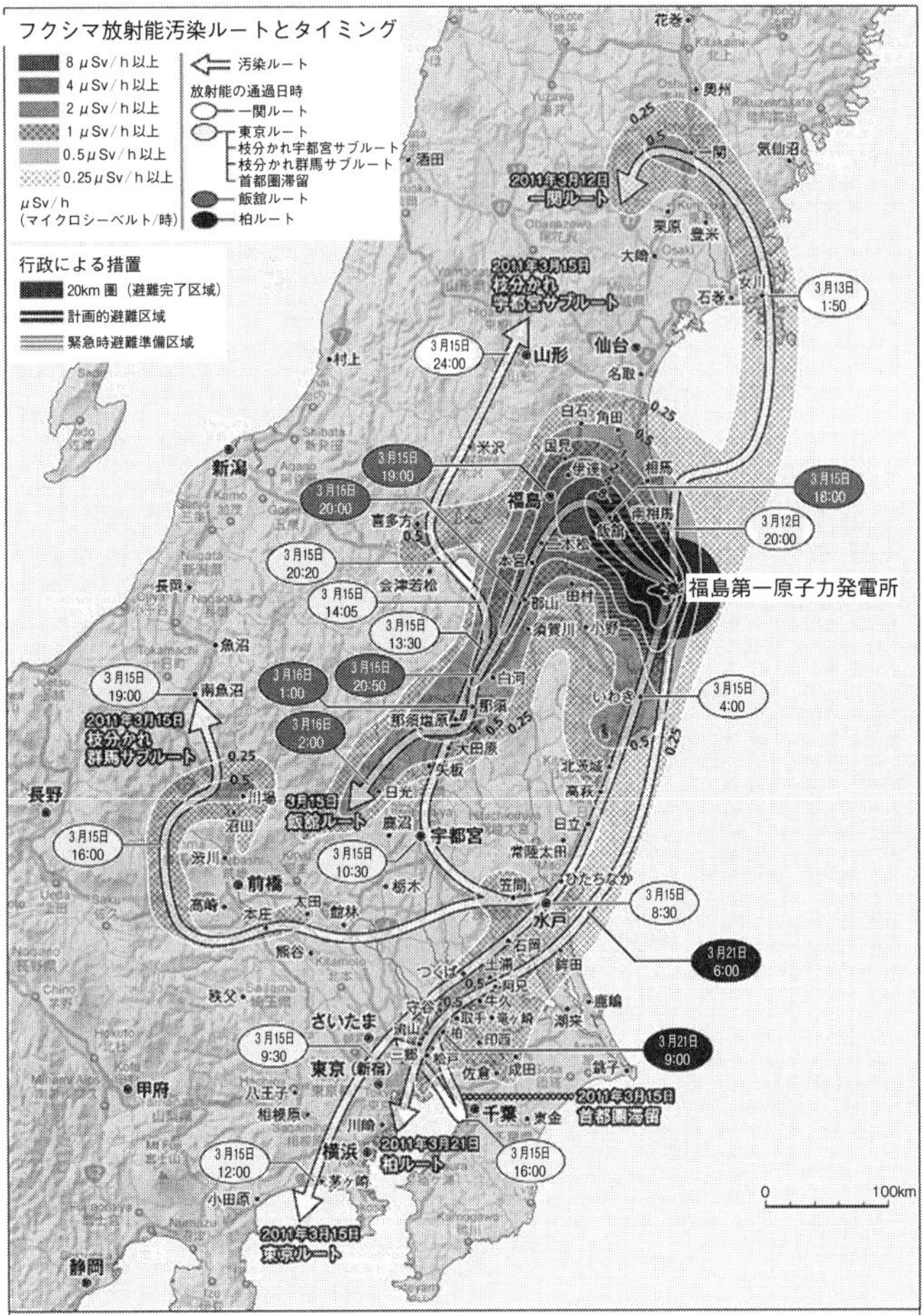

放射能地図（2011年６月18日改訂版）に汚染ルートとタイミングを重ねた。
＊早川由紀夫（群馬大学）kipuka.blog70.fc2.com/
地図製図：萩原佐知子（TUBE graphics）
背景地図には Google Maps（maps.google.com）を使用した。

＊３月14日の３号機の爆発は水素爆発の速さが音速を超える「爆轟《ばくごう》」もしくは「核爆発」と見られているが、いずれにしても核燃料にプルサーマルを使っていたため、プルトニウム飛散の可能性がある。（田中優）

ていたから今もぼくからは子どもに思える。どうしたらいいのか、と。

ぼくは昨夜メールした。「今まで風は海に吹いていた。でもいよいよ北風に変わった。しかも放射能の排出濃度が高まってきた。悪いことに今日から雨になる。対策しないといけない」と。「可能なら旅行のつもりで落ち着くまでどっか西に（日本は偏西風地帯なのでおおむねの流れは西風だ）出かけるといいんだけどね。無理だったら雨には当たらず、可能な限り厚いマスクしてから外出してね」と。でもあわてなくていい。東京までの距離は約２２０キロメートル。風速3メートル程度であったなら、届くまでに20時間かかるのだから。

放射性ヨウ素１３１を避ける

核爆発を起こしていない現時点では、福島原発周辺の風も弱かったので気体以外はほとんど飛んでこないだろう。中でも気にしなければならないのはヨウ素１３１だ。これは甲状腺にためられてガンなどを引き起こす。吸い込むだけで体内に吸収する。もともと大事な元素で自然界には「放射性」のヨウ素なんかなかったから、生物は無警戒に体内に集めてしまうのだ。特に子ども、胎児に影響するので摂らせたくない。そのためには先に甲状腺を放射性でないフツウのヨウ素で満たしておきたい。そうすれば排泄される確率が高くなるからだ。

本当は「安定ヨウ素剤」がいい。人々が入手できずにいるのに「専門家」なる人たちはこう言う。「医師が処方するものです。原子力災害などの緊急時に、指定された避難所などで服用指示があった場合のみ、服用してください」と。

東京に流れてくる可能性があるのに、それだけの備蓄があるのかと聞きたい。「専門家」なるものは、見殺しにする専門家なんだろうか。でも、他のもので代替しようとすると副作用もある。40を超える年齢には効果がないとも言われている。だから「医食同源」で考えるしかない。病院で甲状腺の検査をするときには、その前一週間は海藻類を食べないように指導するそうだ。つまりその分が影響する。ならばそれで防ぐしかないだろう。食べすぎれば問題だが、ところがこの「ヨウ素を摂るべき」という話を「ネットでのデマ」としているのだ。

http://d.hatena.ne.jp/seijotcp/touch/20110312/p1 「東北地方太平洋沖地震、ネット上でのデマまとめ」

いつまで気にしなければならない？

しかしヨウ素131が分解して放射線を出して安定し、半分に減るまでの期間は8日だ（これを半減期という）。8日ごとに半分に減っていくから、もし一日で放射能が届かなくなるなら80日間経てば1000分の1以下に減る。つまり80日間だけ、放射能の入っていないヨウ素の入った自然のものを、食べ過ぎない程度に、子どもたちには多めに食べさせるようにしよう。その間に周囲は1000分の1以下の放射性ヨウ素に下がっているはずだからだ。

しかし核爆発が起きたら、しかも風向きがこちらに向くなら、たくさんの長寿命の放射性物質に囲まれることになってしまう。今回排出されたひとつは放射性セシウムだった。これは半減期が30年を超える。子宮や筋肉に集まる。放射性ストロンチウムは骨に集まる。そこでガンなどを引き起こすのだ。しかし1000分の1以下に減るには300年以上かかってしまう。半減期は厄介な問題だ。福島第一発電所の三号機のプルサーマル燃料として使われているプルトニウムでは、半減期が2万4000年もある。だから放射能と生命は共存できないと主張してきたのだ。

［図６］福島原発の燃料棒はいつまで発熱を続ける？（親松和浩氏作成）

計算して下さった親松先生の結論（今後計算を精密化すべき点はあるものの）
崩壊熱が十分減るまでには，数カ月から年単位の長期戦になる可能性がある．

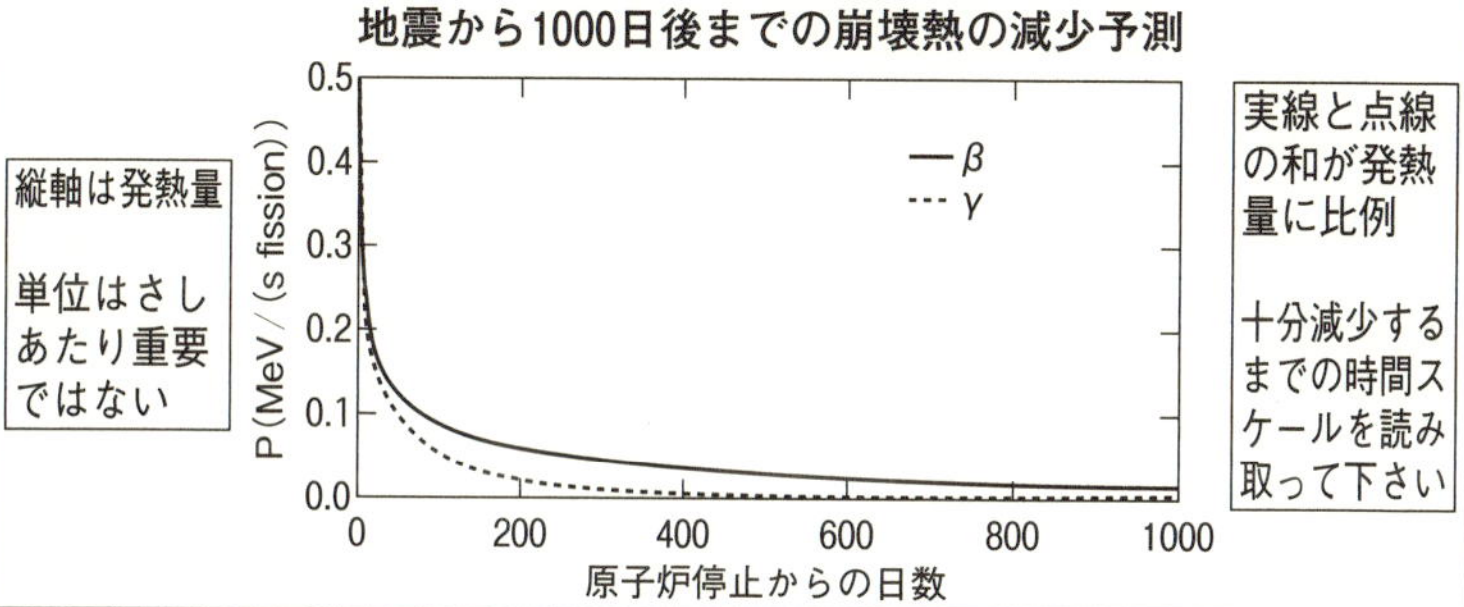

愛知淑徳大学　親松和浩（おやまつ　かずひろ）教授（原子炉で作られる放射性物質の特性評価の専門家）作成
http://www2.aasa.ac.jp/people/oyak/profile.html

今朝（3月15日）のニュースの第一、二号炉の爆発はまだ核爆発ではない。これまで破られていなかった格納容器内での爆発だから、放射能を多く含んだ煙を排出しているものの、それは核爆発ではない。しかし、「絶対安全」と言い切ってきた推進派、電力会社には責任を取ってもらおう。

みんなで被害も分かち合う

「だから東北産の食品は食べない」というのは正しくない。降り注いだだけなら水で洗い流すことができるからだ。しかし約一カ月経つと食品の中に栄養素として入り込み始める。だから当面は変わりなく洗って食べていればいい。その後は濃縮される率が問題になる。植物は濃縮度が低く、食物連鎖の上位（例えば肉や魚）にいけばいくほど高くなりやすい。

　しかしそれ以前に、東北の人たちにだけこの被害を押しつけるのはおかしくないか。ぼく自身を含めた全員が現実にこの事故を止められなかったのだ。だからもし被害を受けるなら（原発をこれまで推進してきた東電や政府は相応の責任を取るべきだが）、人々全員で等しく引き受けるべき被害ではないか。ましてや海外の貧しい国に送ってはいけない。過去に貧しい国に輸出されてしまった例もたくさんあるのだ。

しかし子どもたちだけは守らなければいけない。子どもたちにだけはなるべく安全なものを届けるべきだ。

生きなおすために

原発内部の燃料が冷えるには約三カ月かかると言われている（**図6**）。そうならあと三カ月間は心配しなければならない。それまでは核爆発の危険性があるのだから。そして空に飛散した放射性物質は、雨とともに降り注ぐ。だから風向きと雨次第で放射能が土地に濃く残ったり、ほとんど残らなかったりする。

しかしその被害を受けているのは私たちだけではない。ボスニア、イラク、アフガニスタンに、たくさんの放射性物質「劣化ウラン弾」を浴びせてきた。原子力の開発のために放射能汚染された大地は、世界中に数え切れないほどだ。私たちはこれほど地球を生きられない場所に変えてきたのだ。

明日から変わろう。汚染するのではなく生かせるように、壊すためではなく新たなものを作るために生きよう。この悲劇が、あの時点から変わったと言える変換の時にできるように。今日からは徹底してほしい。外から帰ったら、家に入る前にマスクをしたまま埃を落とそう。

もし風で届くなら、昨日までとは違う世界に生きなければならないのだ。

＊1 「見逃された1号機のメルトダウン」加藤湖山 http://donjon.rulez.jp/node37.html

汚染社会を超えて脱原発社会を作るために

そこからの毎日は全く違ったものになった。それまで予定されていたぼくの講演会は次々と「緊急事態だから」とキャンセルされたが、その倍以上の数の、原発に関する講演依頼が全国から届いた。個人的なこと以上に、汚染のひどい福島県の人たちのことが心配だ。福島から避難したいという人を受け入れられる仕組みを作らないといけないと思った。

大阪にいる沖縄音楽のミュージシャン、「まーちゃんバンド」のまーちゃん（山下正雄）からの講演依頼を受けて大阪に行き、3月18日には「心援隊」という受け入れ団体を一緒に立ち上げた。講演会場にはたくさんの人が押しかけ、入りきれなくなることもあった。しかしそれに比べてメディアの反応は相変わらず鈍いままだ。

福島原発事故後にわかったことだが、資源エネルギー庁の作った要監視リストの60人の個人要監視者のひとりにぼくも挙げられていた。要監視リストに入った者は、テレビ・ラジオ・新聞などのメディアに取り上げられたとき、資源エネルギー庁からチェックが入ることになっている。「発言のここが間違っている」とクレームされ、その指摘を受けたメディアは必ずお詫びの訂正記事を出さなければならないことにされていた。そのリストは事故後の情報公開によって公表され、その後には制度そのものが廃止になった。しかしメディア側の立場からすれば、そんな面倒なことになる「要監視者」などに、発言させたり出演させたりするはずがないだろう。

しかしそれでも毅然として生きることが大切だ。いかに圧力がかかろうと、自分の意志を曲げたら生きている意味がない。もうひとつ、世の中には「客観的事実」と、その人が考える「希望的観測」がある。それを常にきちんと峻別し、希望的観測を事実と取り違えることなく判断することが重要だ。要はどんな状況でも誰に信用されなくとも、自分の信じるままに生きていくことが必要なのだ。

今回の事故で目覚めた人たちは、それ以前から活動している人と比べて「後悔」を感じるかも知れない。しかしそれは「小さな後悔のトゲ」にしておけばいいと思う。**むしろ後悔を持つとしたら、これから先の未来に対してだ。今すべきことがある。それをしなかったとしたら、そちらの方がずっと罪深く後悔することになるだろう。**

その「すべきこと」についてこの本に書きたい。特に放射能の危険性とはどんなことなのか、対策や注意すべきことについて具体的に書いておきたい。事態は刻々と変わるので、いつの時点でも十分とは言えない。しかし今の時点でわかること、ぼく自身が推測していることも書いておきたい。「可能性」は、暗中模索している人にとってみれば光にもなるだろう。真っ暗闇にいるとしたら必要なのは光だ。光が射しさえすれば、少なくとも周囲が見えるし進むべき方向に気づけるだろう。その可能性のひとつとして、この本を届けたい。

第1章

放射能汚染の中の暮らし

万能ではない科学

科学は役に立つ。しかし現在までの科学的知見が真理と間違えられることがある。まだ解決されていないたくさんの事態があり、科学は常に発展途上なのに。現実に起きている「反復、継続される事態」があるなら、そこには未解明の科学がある。一方には不可知論や神秘主義の罠があるが、他方にも「奢《おご》った科学主義」があるのだ。奢った科学主義は権威主義と結びつきやすい。特に放射能の健康被害については、権威あるとされる大きな国際組織や大学のデータしか認めず他のデータは蔑《さげす》むような態度で否定する姿勢が横行している。

しかし科学は最初から万能ではない。常に発展途上なのだ。そうでないなら新たな実験も仮説も不要だろう。これまでの説だけで説明すれば足りるはずだからだ。しかし現実から学ばなければならない。ＩＡＥＡ（国際原子力機関）が何を発表しようが、ＩＣＲＰ（国際放射線防護委員会）が何を安全だと言おうが、それもまたひとつの仮説に過ぎない。悪くするとデマやプロパガンダに過ぎないかもしれない。必要なのは現実だ。現実のデータから学ばなければ、奢った科学主義になる。しかも放射能の健康影響では、悪いことに基礎データすらごまかされる。だから科学にとって最も重要なのは、現実に対して謙虚に向き合う姿勢なのだ。

信用できない安全キャンペーン——がれき、食

問題を解決していくには、原因までさかのぼらなければならない。その前提として、問題がどこにあるのか知らなければならない。政府や政府に近い学者たちは、放射能は危なくないと、滑稽で危険

[図1] 日本地図に
ウクライナの移居住ゾーンを書き込んだ図

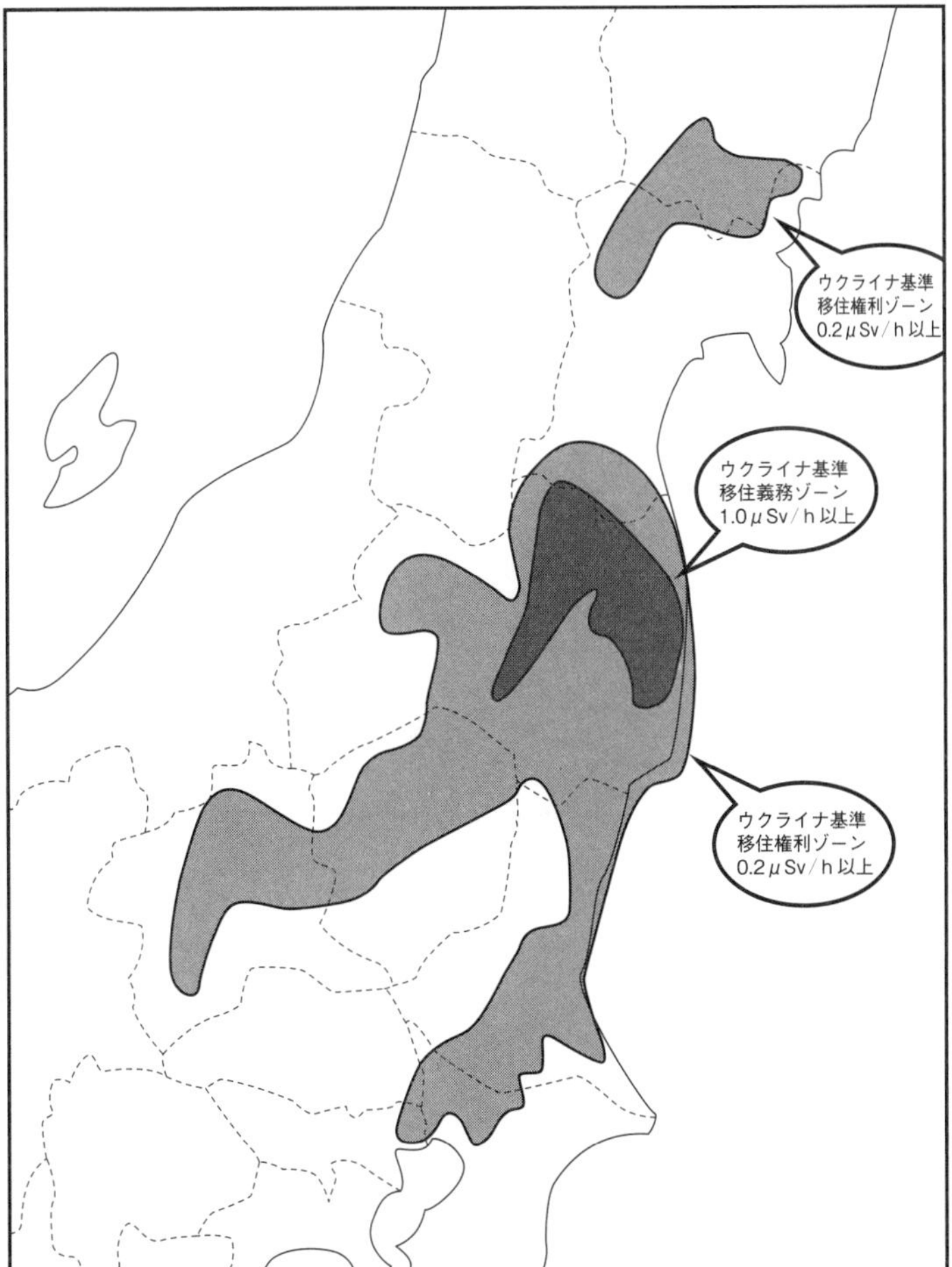

な安全キャンペーンを繰り返している。たとえば福島で学生のマラソン大会を実行したり、サイクリング大会を実施したり、「福島に桃を食べに行こう」キャンペーンや「食べて支えよう福島」キャンペーンなどを続けている。これはまったく信頼できる話ではない。

放射能の放出量全量ですら不明だ。現状で最も信頼性の高いデータとしては気象庁気象研究所が2012年2月28日に発表したものがある。それによると「東京電力福島第一原子力発電所の事故によって大気中に放出された放射性セシウムの総量は、最大約4京《けい》ベクレル（京は兆の1万倍）に上る」と試算している。これはチェルノブイリの5分の1程度とされるが、チェルノブイリの数値そのものが諸説あって不明だ。チェルノブイリと同程度の汚染地が広がり、日本の場合にはそこにたくさんの人が住んでおり、今なお住み続けている点が違っている（**図1**）。

汚染レベルで言えば、福島県内の半分近くはチェルノブイリ周辺と同程度だ。あなたは「チェルノブイリ耐久マラソン」があったとして、参加する気になるだろうか。**図2**は群馬大学の早川由紀夫氏の作成した汚染分布とチェルノブイリ原発事故周辺の汚染を、同じ濃度で表示したものだ。濃度の程度は日本とチェルノブイリとでは変わらない。汚染地の広さはチェルノブイリのほうが広いが、これは日本が偏西風地帯であるために、放射能の多くが海に飛ばされたためだ。国立環境研究所は「モデル解析から、福島第一原発で放出されたヨウ素131の13%、セシウム137の22%が日本の陸地に沈着して、残りは海洋に沈着するか、モデル計算領域外に輸送されると推計」（＊1）している。

汚染全体の流れについては、精度は低いが米国科学アカデミーの作成した事故後一カ月までの汚染分布図（**図3**）がある。それによると、多くの放射能が海に飛ばされたことが分かる。おおむね7割が太平洋側に流れたものと推定されている。残りは3割だけだが、それでも広く大地に汚染が広がる

[図２] フクシマとチェルノブイリ（早川由紀夫氏作成。放射能汚染分布の比較）

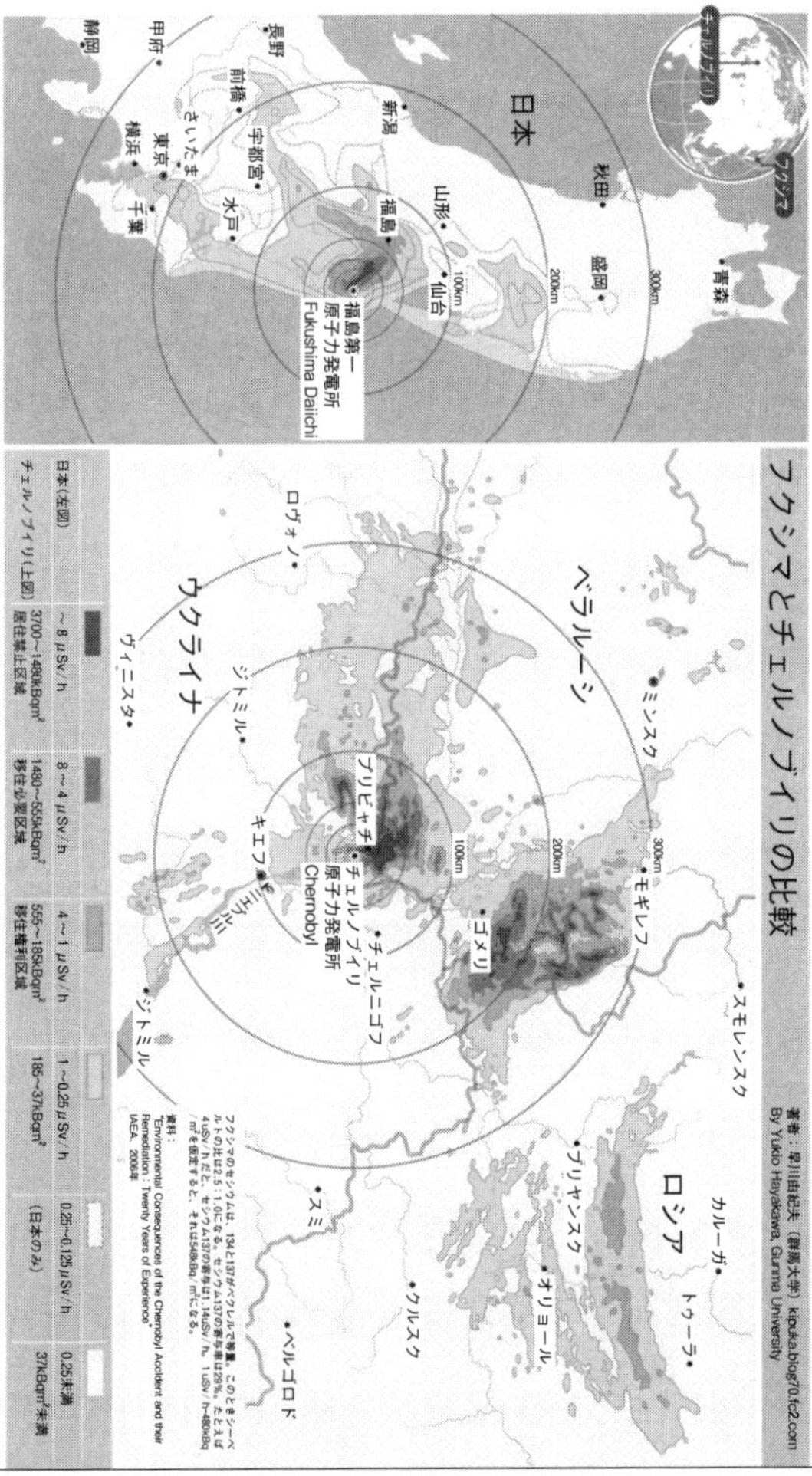

＊チェルノブイリ周辺と福島県との人口密度を比較すると、チェルノブイリ周辺が１００人／平方kmに対し、福島県は２０４万２８１６人／平方kmとなっている（２０１０．４．１データ）。２万倍も多い。（田中優）

改訂版2011年12月９日（初版４月15日）
この地図の作成には、文部科学省科学研究費補助金「インターネットを活用した情報共有による新しい地学教育」（番号23501007）を使用しました。
地図製図：萩原佐知子（TUBE graphics）

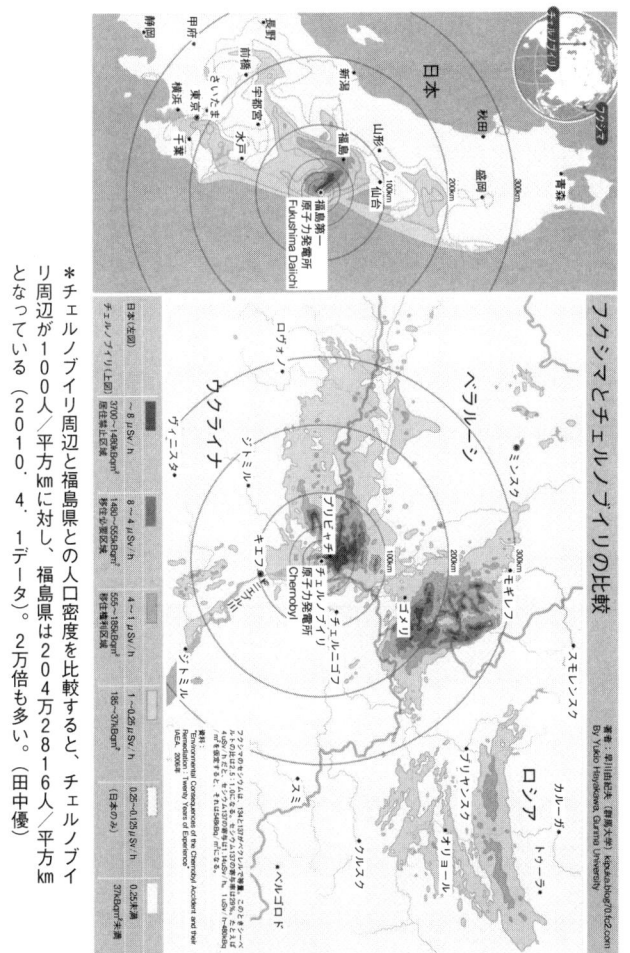

ことになった。チェルノブイリでは移住義務や移住権利のあったゾーンと同じレベルなのに、日本では「いまだに住み続けられる」ことになってしまっている。日本人はロシア人より放射能に強い体質だとでも言うのだろうか。

テレビでは安全キャンペーンのために、政治家が汚染地の食物を食べて見せたり、水を飲んで見せたりしている。しかしその地に住む人々は、キャンペーンのために一回飲むのとは違い、毎日摂らされるのだ。このことはとりわけ危険だ。毎日体内に摂りこまれていくのだから。その話は、食品などからの内部被曝の章で触れたいと思う。

さらには汚染がれきを全国に拡散させても安全だと見せるために、政治家がガイガーカウンターを当てて、「ほら、周囲と同じだ」と測って見せている。しかし、がれきの汚染レベルはきわめて少量で問題になる。ほぼ食品並みのレベルだ。100ベクレル/kg（以下、表示がない限り「/kg」）までが「がれきの受け入れ基準」となっているが、この数値は2012年4月からの一般食品と同じだ。汚染食品にガイガーカウンターを当てても計れるはずがないのに。

ベクレルというのは放射性物質が放射線を発する単位だ。毎秒、何本の放射線を飛ばしているか、という数値だ。**命中して被曝させる単位（=シーベルト）**の話ではない。汚染物から毎秒100本出る放射線であっても、四方八方に飛び散るので、ガイガーカウンターの小さな検知管に当たるのはわずかだ。こんなわずかな数値でも、焼却すれば体積が小さくなって濃縮される。ごみ焼却でも約33倍濃縮されるし、木材を焼却すれば、最大200倍濃縮する。

福島事故前までは、100ベクレルを超えれば「低レベル放射性廃棄物」としてドラム缶に詰めて保管を義務付けられていた。ところが政府は事故後に暫定基準として基準を緩め、焼却灰8000ベ

[図 3] セシウム137の積算沈着量分布図（2011年 3 月20日～ 4 月19日）
※米国科学アカデミー紀要の解析図を基に作成

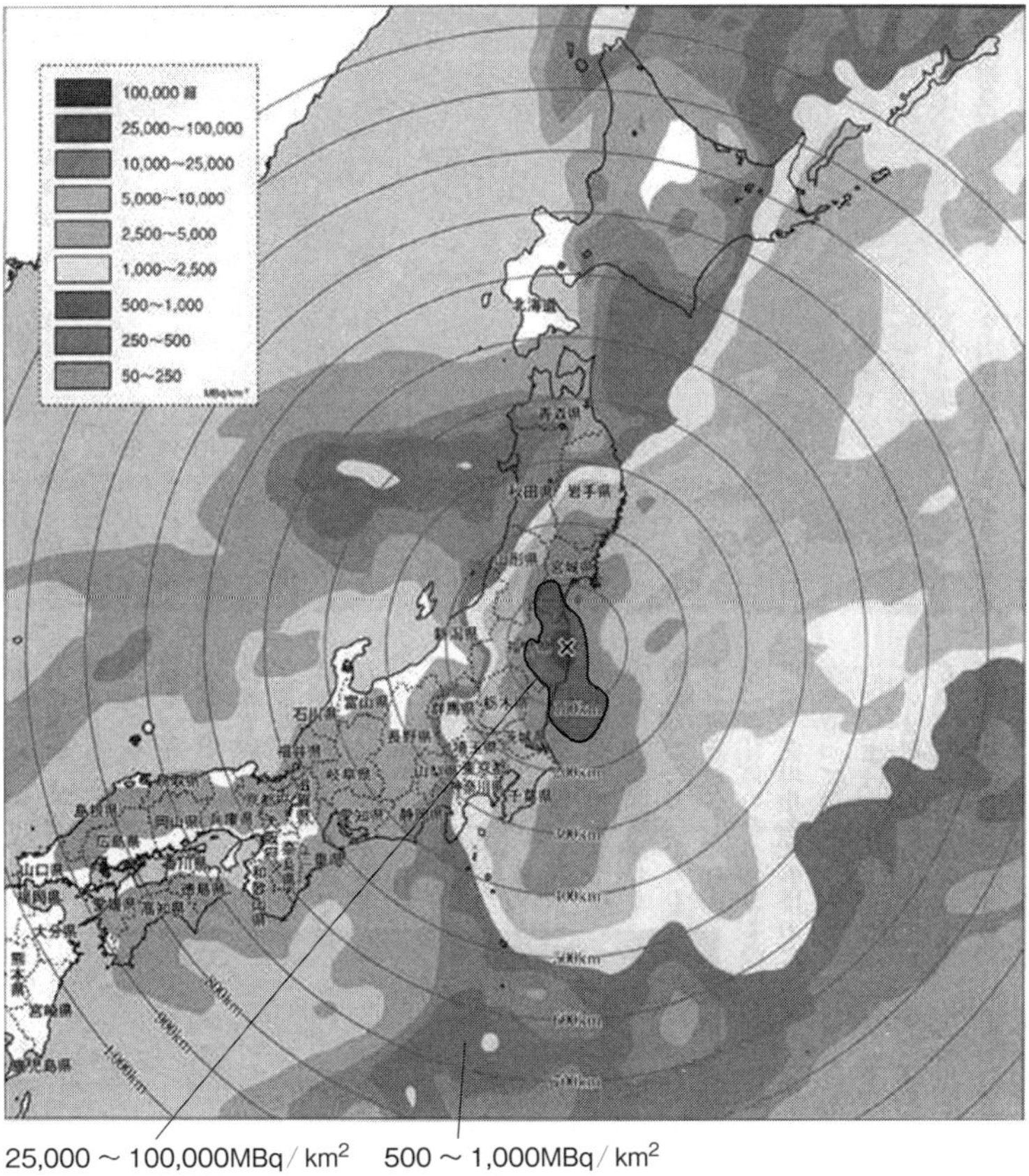

クレル以内までを一般のゴミと同じに廃棄できるようにしてしまった。残念なことに、いまや、これまでドラム缶に詰めてきた低レベル放射性廃棄物（100ベクレル以上の汚染ごみ）のほうが、一般のゴミとして埋め立てられる焼却灰の基準（8000ベクレル未満）より低くなってしまった。それどころか低レベル放射性廃棄物としてドラム缶に詰めてきたものの方が、現状の東京の土壌汚染レベルより低いのだ。

さて、この8000ベクレルという80倍甘くした基準を、ゴミ焼却による濃縮レベル33倍で割ってみよう。8000÷33＝242。すると、通常のゴミで242ベクレルまで、焼却木材では（8000÷200＝）40ベクレルまでしか焼却できないことになる。2012年3月末までの食品基準500ベクレルと比較しても、はるかに少ない汚染レベルのゴミですら燃やせないのだ。その242ベクレルはガイガーカウンターでは計れない。

汚染を集めやすい「シイタケ」にガイガーカウンターを当ててみても計ることができない。シイタケから四方八方に飛び散る放射線のごく一部だけが、測定器の「ガイガーミュラー管」にぶつかるだけだ。ガイガーカウンターで測定した数値は、飛び出した放射線のほんの一部しか感知していない。それなのに政治家は「ほら、周囲と同じだ」と計ってみせている。まるでノミの重さを測るのに、体重計を持ちだすようなものだ。「ほら、ノミの重さはゼロですね」と言われても困る。そんなバカげたパフォーマンスでキャンペーンするのだから、そういう政治家は「人をだまそうとしている人」か、「それすら理解できない不勉強な人」か、その両方なのかの三者択一なのだろう。しかしその汚染レベルは、かつて低レベル放射性物質（100ベクレルを超えたもの）としてドラム缶に詰められたものよりも高いのだ。そんなレベルのものを食して良いのだろうか（2012年4月、食品基準値は500

ベクレルから100ベクレルになったが、まだ高すぎる)。

原発事故は「絶対にあり得ない」「歩いていて隕石に当たるようなもの」と言われていたのに現実のものとなった今、そんな言葉にだまされてはいけない。政治家や権威や専門家の言うことではなく、自分の頭で考えることが必要なのだ。

＊1 「国立環境研究所」ホームページ福島第一原子力発電所から放出された放射性物質の大気輸送沈着シミュレーション http://www.nies.go.jp/shinsai/index.html#title04

信用できない御用学者

福島第一原発事故が起きてから、専門家の言い分が変わっていることにお気づきだろうか。それまで専門家たちは「放射能は危険だが、多重の防護をしているから漏れ出すことはない。だから原発は安全なのだ」と言ってきた。しかし放射能漏れが現実になった今、今度は「放射能を浴びても、言われているほど危険ではない」と言い分を変えてしまっているのだ。たとえば「ミスター100ミリシーベルト」と呼ばれた山下俊一氏（福島県の放射線健康リスク管理アドバイザー、2013年4月からは長崎大学大学院医歯薬学総合研究科教授に復帰、福島県立医科大学副学長）は、「環境の汚染の濃度は100マイクロシーベルト（毎時）を越さなければ健康には影響しません」と述べている（＊1）。

それまでは「ICRP（国際放射線防護委員会）」が平常時の基準としていた1ミリシーベルト／年を超えることは危険と考えられてきたのに、今度は論議がさらに後退して、「そもそも放射能は危険なのかどうか」を論議させられることになってしまった。

放射能の人体に対する影響についての基準は、世界でいくつもの機関が発表している。危険性を経済性とのバランスから甘く評価する「ＩＣＲＰ」や、純粋に被害から評価しようとする「ＢＥＩＲ（米国科学アカデミー）」や「ＥＣＲＲ（欧州放射線リスク委員会）」などがある。日本政府が採用しているのは、原発推進に都合の良いＩＣＲＰの基準だ。しかしその甘いＩＣＲＰですら、年間追加被曝量の上限を「１ミリシーベルト／年」（「／年」は以下同）としている。これをそのまま適用するならば、日本の国土の３％が、当初居住に適さない場所になってしまっていたことになる。

しかし、その後政府はＩＣＲＰの緊急時の基準を悪用して、「年間20ミリシーベルト」までは大丈夫であるかのように評価を変えてしまっている。たとえば２０１２年４月から居住可能レベルの基準を改めた。従来の汚染地に適用されていた「警戒区域（福島第一原発から20キロ圏内）」と「計画的避難区域（飯舘村、葛尾村、浪江町、南相馬市、川俣町の一部）」を改めて、以下の三つに区分した。

年間被曝線量20ミリシーベルト以下の「避難指示解除準備区域」、年間20ミリシーベルト超50ミリシーベルト以下の「居住制限区域」、現時点で年間50ミリシーベルト超で５年以上帰還できない「帰還困難区域」の三区分だ。年間被曝線量20ミリシーベルト以下なら、避難指示を解除した。しかしその20ミリシーベルトは、これまでの基準の20倍、放射線管理区域の基準である５ミリシーベルトの４倍になる。レントゲンを撮るときの技師の被曝限度が、その放射線管理区域の５ミリシーベルトだ。その職業人の基準では、18歳未満の人は入れない区域になっている。その４倍の被曝を、日常的に子どもに浴びせていいものだろうか。とても正常な判断とは思えない。

「シーベルト」は、先ほどの放射能を出す側の単位「ベクレル」と逆で、放射線の当たる数を評価する数値だ。１ミリシーベルトは全身の細胞60億個全部の核（遺伝子が入っている）に、それぞれ一本の放射線が当たる数値だ。一年間に細胞核すべてに放射線が射抜くことを１ミリシーベルトとし、放射線の種類（α、β、γ線など）の悪影響の強度に応じて評価したものだ。ベクレルが単なる客観的な数値であるのに対して、シーベルトは換算式の評価が入っている点には注意が必要だ（**図4**）。

＊1　『福音宣教』2011年7月号「放射性物質の遺伝子への影響について」33ページ。

ICRPの「緊急時」基準はどう考えるべきか

ＩＣＲＰは職業人基準を別として、三つの状況に応じた基準を持っている。「平常時」と「緊急時被曝状況」、それに「現存被曝状況」だ。それぞれの基準は以下のようになっている。

平常時基準：（計画被ばく状況）＝一般人の被ばく限度、年間1ミリシーベルト以下
事故や核テロなどの非常事態：（緊急時被ばく状況）＝年間20～100ミリシーベルト
事故後の回復や復旧の時期等（現存被ばく状況）＝年間1～20ミリシーベルト

そもそもＩＣＲＰの基準自体が、年間1ミリシーベルトの余剰被曝を、それ以下なら安全とはしていない。ここは明瞭に山下俊一氏の主張とは異なっている。被曝量に比例してがんが生じるという「閾値《しきいち》なし」を採用し、「統計的に不確実性は残るが、閾値なく直線的に被曝量に応じた健康被害が起こる」と考えて防御すべきものとしている。

被曝量に比例するのだから、被曝量が増加することを安全とは考えていない。すると「緊急時の基準」もまた同様に理解すべきものと考えなければならない。「被曝する期間」を限定して「緊急時」としたものと解釈すべきだ。

[図４] １ミリシーベルトの被曝はすべての細胞核を１回壊されること
＊「原子力教育を考える会　キッズページ　よく分かる原子力」より

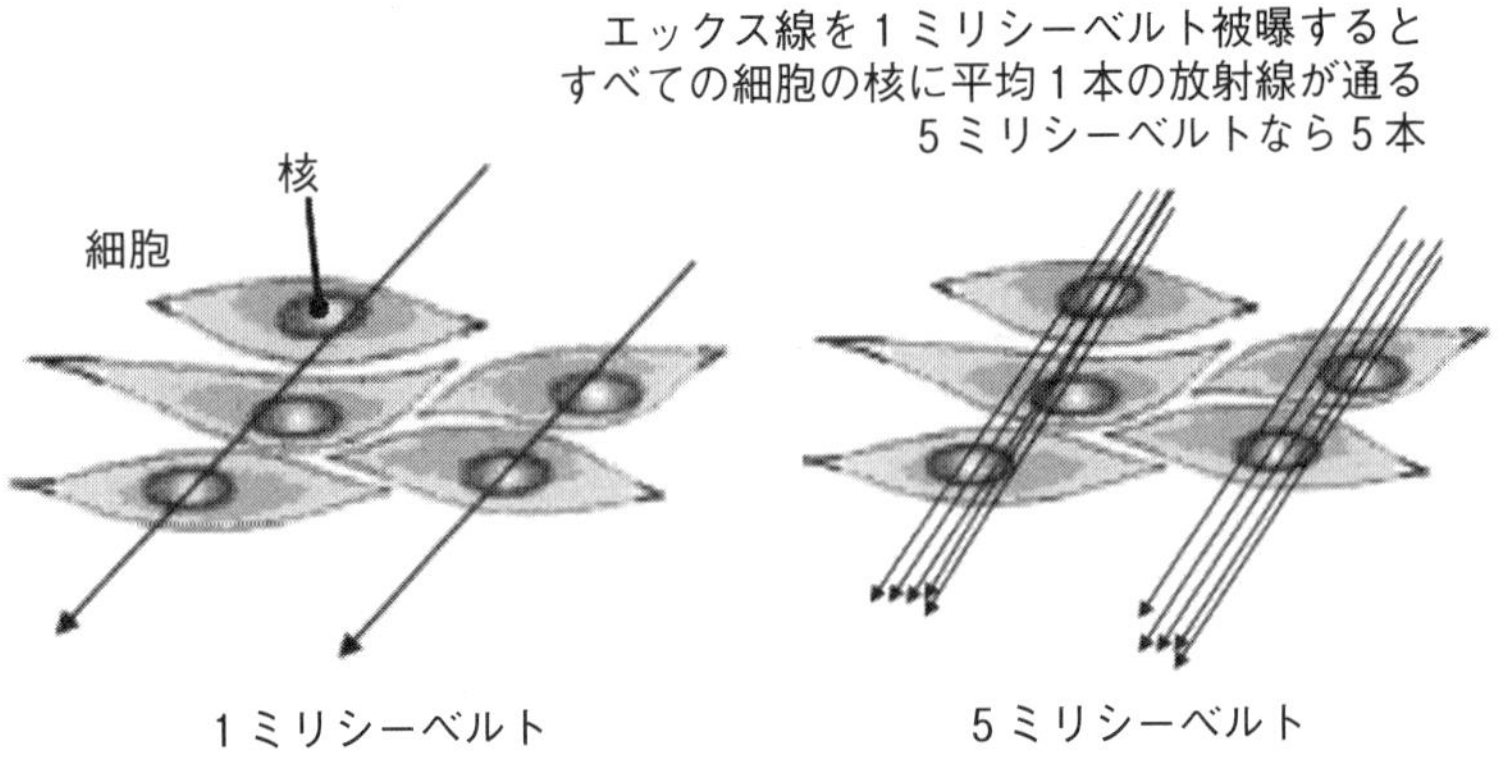

・細胞の核の中に遺伝子がある。被曝すると遺伝子が切断されてしまう。

[図５]「時間的な制限」と考えるのがいい

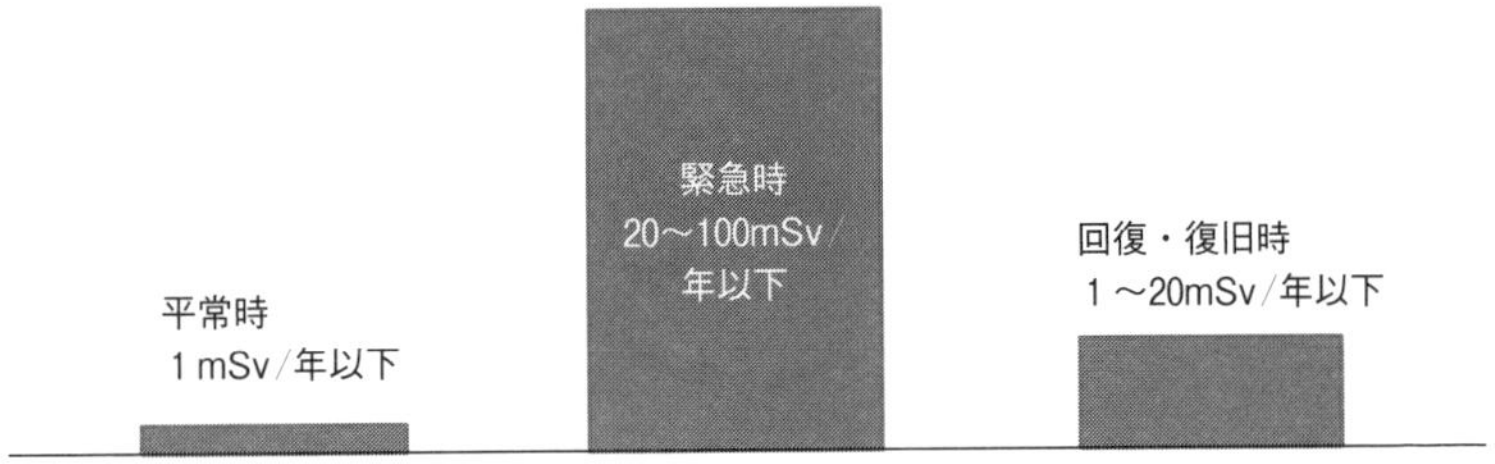

・「平常時」＝年間を通じて
・「緊急時」＝１年の１/20〜１/100＝18日〜3.65日の間
・「回復・復旧時」＝１年の１/20＝365の$\frac{1}{20}$=18.25日以下
　とすると、現在の被曝期間は長すぎる！

「緊急時被ばく状況」はごく短期間の一時的な被曝についての基準で、「現存被ばく状況」は「緊急時」よりは長いものの、平常時よりはずっと短い間と解さなければならない（**図5**）。「受忍すべきでない健康被害を起こさない基準」と解釈するならば、全体被曝量としての年間1ミリシーベルトを超えることはできないはずだ。すると「緊急時」は、年間の20分の1から100分の1の期間の基準として、「現存被ばく状況」は年間最大20分の1の期間の基準と理解できる。日数に直すと、「緊急時」は年間100ミリシーベルトの場所でも18日（365×20分の1＝18）までの間と解されなければならない。さらに「現存被ばく状況」では、年間20ミリシーベルトの場所なら最大3・65日（365×100分の1）まで、20ミリシーベルトの場所なら最大18日まで、年間1ミリシーベルトの場所なら一年間の間の基準と解釈しなければならない（**図5**）。

職業人の基準ですら「年間5ミリシーベルト、5年間に100ミリシーベルト以下」となっているのに、職業人を超える被曝を一般人に適用したのでは論理的整合性がなくなる。整合させるには5倍で計算されている職業人の「5年間に100ミリシーベルト以下」の5分の1（5倍で計算される職業人の5分の1）以下として、「5年間に20ミリシーベルト以下」が最大値としか解釈できない。つまり、どんなに譲ったとしても、「年間4ミリシーベルト、最長5年まで」を超えることは認められない。しかしそれも放射線に感受性の高い子どもや妊娠可能性のある人には適用できない。年間被曝線量20ミリシーベルト以下を「避難指示解除準備区域」として人々を住まわせるためにICRP基準を解釈するのは、健康被害を無視した拡大解釈と言わざるを得ない。

こうした政府の甘い判断に貢献したのが、前述の山下俊一教授らだ。同氏はまだ事故から一カ月経たない時点で、環境中に放出されている放射性物質の健康影響について、「その線量は極めて微々た

[図6] 福島第一原発事故の影響

文部科学者による東京都及び神奈川県の航空機モニタリングの測定結果について（文部科学省がこれまでに測定してきた範囲及び東京都及び神奈川県内の地表面へのセシウム134、137の沈着量の合計）

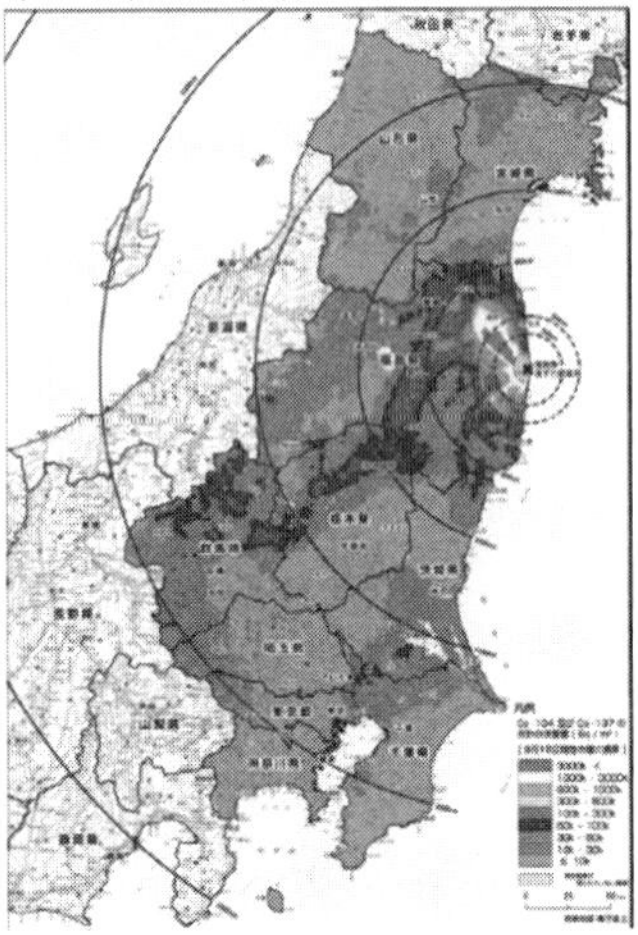

[図7] 気象研究所データより

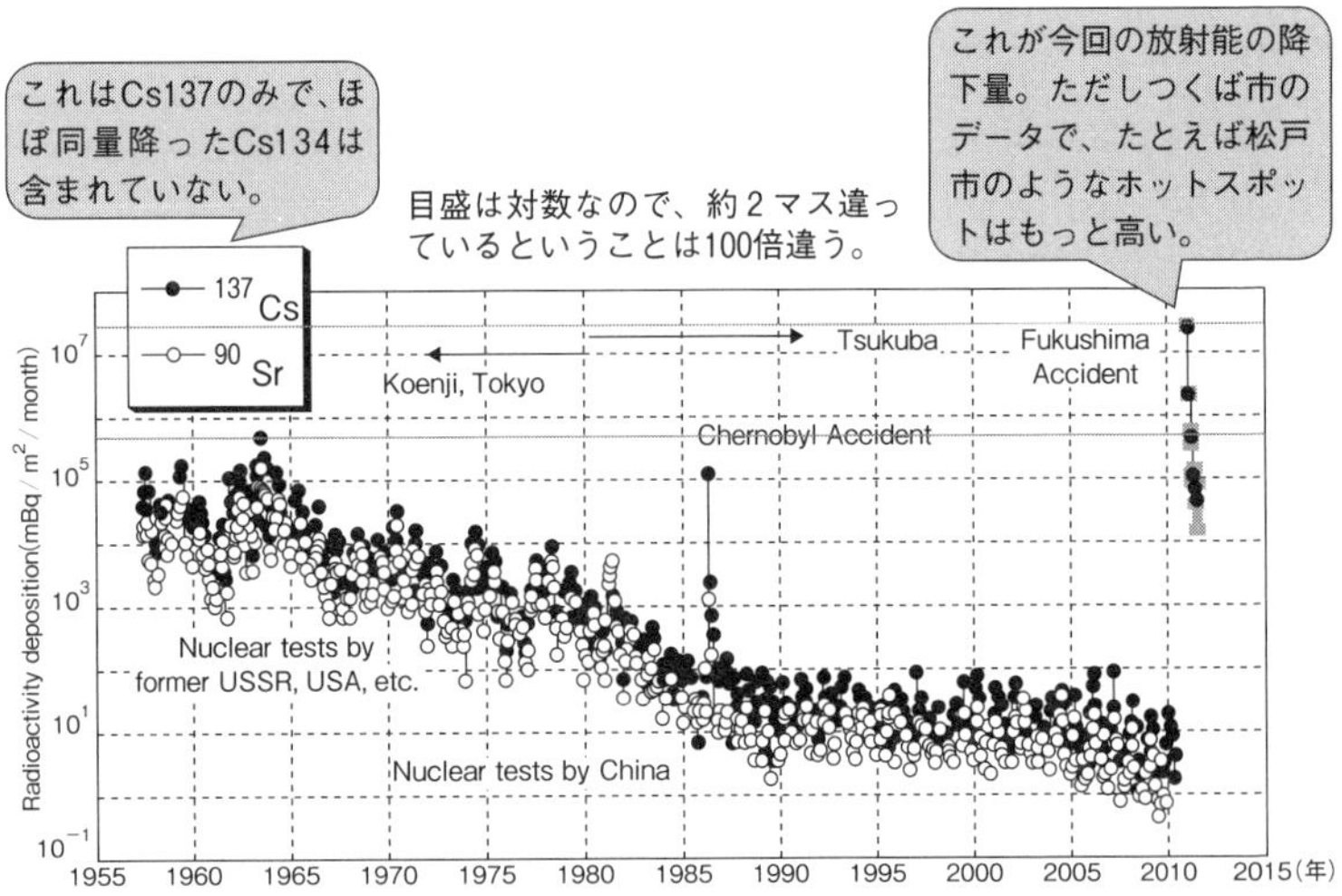

るもので、全く心配が要らない量だ。いまの日本人に放射性降下物の影響は起こり得ない」と断言している。これまでの甘い基準であるICRPの1ミリシーベルトすら、どこかに消えてしまっている。日本人だけが放射能に強い体を持っている、というわけではないのだ。

＊1 「日経メディカルオンライン」 2011年4月6日 チェルノブイリ事故調査結果を基に長崎大学の山下俊一教授が明言 「放射性セシウム汚染で疾患は増えない」
http://medical.nikkeibp.co.jp/leaf/all/hotnews/int/201104/519274.html

今回の事故のレベルは？

今回の事故による放射能汚染は、過去と比べるとどの程度なのだろうか。**図6**によると、今回の汚染レベルは黒めに塗られた福島、栃木、群馬の一部ですら6万〜10万ベクレル／㎡となっている。はたしてこの6万〜10万ベクレル／㎡は「大したことない」レベルなのか。

かつて1950〜1960年代に大気圏核実験が盛んに行われていた**（図7）**（気象研究所は1980年までは東京都杉並区高円寺にあったが、その後茨城県つくば市に移転している。そこでの測定データをもとにしている）。特に日本を汚染したのは、偏西風に乗って流れてくる中国の原爆実験の影響だった。その頃は、さかんに「放射能に当たるな」「雨に当たるな」「頭がはげるぞ」と言われていたものだ。しかしその頃に日本に降り注いだ放射能の最大値は、400ベクレル（40万ミリベクレル）／㎡にすぎない。今回の汚染は2万ベクレル（2000万ミリベクレル）／㎡が「大したことない」のであれば、中国にこう伝えなければならない。「核実験の放射能なんか全然問題ない」と。逆に、もし大気圏核実験が問題だったと思うならば、今回の汚染は「超問題」なレベルだ。その6万〜10万ベクレル／㎡

の範囲が、さらに東京に近い千葉県松戸市、柏市、流山市にまで広がってしまっているのだ。

ちなみに国内で汚染が大きかったのは福島県東部、栃木県北部、群馬県北部と西部となっている。これは風に乗って流されたもので、山に止められる形で流れている。風の流れは千葉県の一部を汚染し、岩手県の一関市周辺を汚染している。距離ではなく風の流れによって広がり、雨によって汚染が定着させられているのだ。だから距離で一律に避難すべき区域を決めることはできない。汚染レベルに応じて細かく対処すべきだが、それにしても現在の政府の基準は安全レベルにはほど遠い。チェルノブイリでは細かな汚染地図を作り、細かく対策していたが、そうした対策が求められる。しかしそれ以前に日本の現在の基準は緩すぎる。チェルノブイリのときの**図1**レベルの居住基準が必要だと思う。もちろん居住している人たちにとって移住はつらい話だが、このままでは将来後悔することになる人たちが数多く出てしまう。後悔しないプランが必要なのだ。

事故から一年半経って、汚染度の高い福島市が市民意識調査を行った。それによると、34％の人が放射能への懸念から今でも避難したいと考え、既に市外へ避難している人の半数近くが戻らない意志を示していた。それに対し福島市の担当者は、「非常に厳しい結果。対策をとる必要がある」と話したそうだ（＊1）。いや厳しいのは人々の意識ではなく現実の放射能汚染程度の方だ。人々はウソに気づいて対策しようと考え始めている。それを押し留めるべきではない。

汚染された地域が点在することは、食品の汚染に関わってくる。その話はのちに内部被曝の章で述べたい。

国内で最も汚染が少なかったのは熊本県だった（沖縄県よりも少ない。しかし、汚染の少ない県同士の差はわずかな差でしかないが）。

［図８］遺伝子の二重らせんを二本同時に切られると復元が困難になる

放射線によるDNA切断

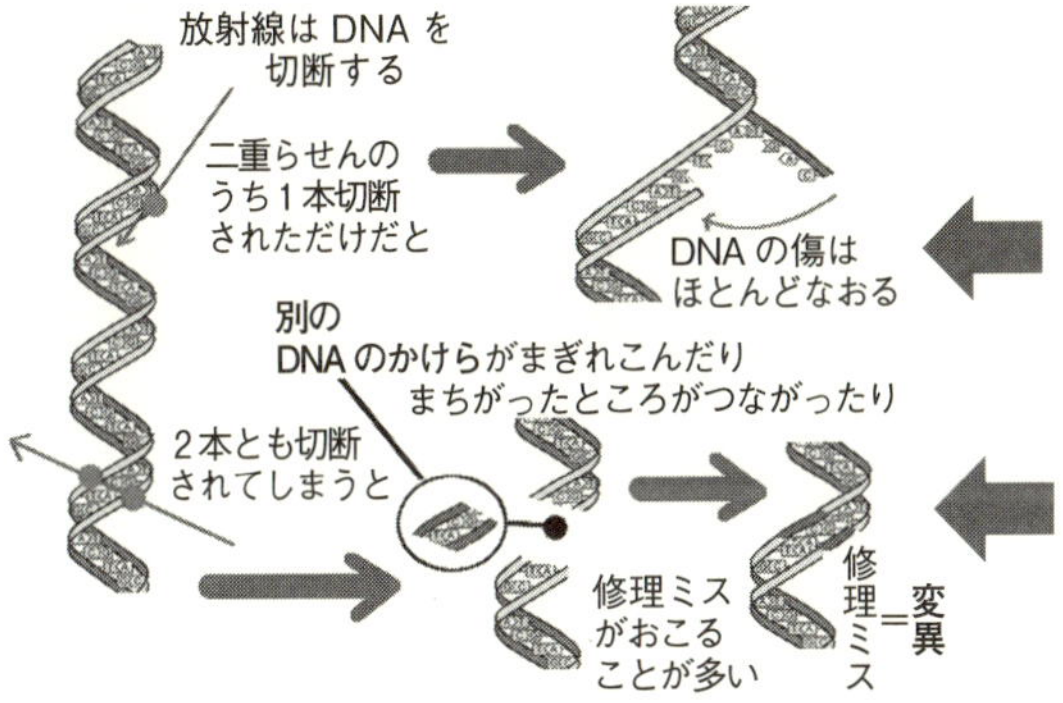
放射線はDNAを切断する
二重らせんのうち１本切断されただけだと
DNAの傷はほとんどなおる
別のDNAのかけらがまぎれこんだりまちがったところがつながったり
２本とも切断されてしまうと
修理ミスがおこることが多い
修理ミス＝変異

「原子力教育を考えるキッズページ　よく分かる原子力」より

その熊本・宮崎・大分県産のシイタケから10ベクレル未満の汚染値が検出されている。これは主に26年前のチェルノブイリ原発事故の放射能の影響だろう。セシウム１３７は検出されるがセシウム１３４の方は検出されていないからだ。セシウム１３７の半減期（放射能の量が半分に減るまでの期間）は30年だから、今なお半分強の放射能は残ったままである一方、半減期が2年のセシウム１３４は20年経つと１０００分の１以下に減ってしまうからだ。大気圏核実験の汚染も１９５０～１９６０年代に行われていたのだから、その時の汚染もまだ4分の１のセシウム１３７は残っている計算になる。それに加えて、今回の福島原発事故が莫大な放射能汚染を全国に広げた。もう私たちの世界には、これ以上汚染されていい許容量は残っていない。原発は電気問題などではなく、私たちの生存可能性の問題なのだ。

＊1　2012年9月15日『朝日新聞』

残される「安全神話」

さらに政府の対策を細かく見ると、怪しい計算がたくさん隠れている。たとえば学校内の汚染基準は、学校内にいる時間だけで計算され、たとえば一日6時間だから被曝量は一日の中の4分の1の被曝量だけ評価する。その子は家に帰れば被曝ゼロなのか。行き帰りの通学路の放射能汚染はないのか。その後、汚染地周辺の父母たちの抗議により学校内は除染されたが、風が吹くと放射能を含んだホコリが舞い、元通りの汚染値に戻る状態が続いている。除染すると学校内での被曝量は少なくなる。しかし自宅はそのままだ。学校内の被曝量だけで判断しようとするのは間違っている。子どもが一日過ごす環境全体で評価しなければ意味がないのに、なぜ一部だけを切り取って「基準内だ」とするのか。

とりわけ赤ん坊や、子どもへの基準を厳しくするのは、子どもの方がずっと放射能の被害を受けやすいからだ。細胞分裂が活発な子どもは、細胞核の中にある二重らせんの遺伝子（ＤＮＡ）が活発に分裂する（**図8**）。二本に別れては次の遺伝子と結びつくことを繰り返すからだ。二重らせんの遺伝子は普段は姿を確認することがない。細胞分裂するときにだけ色に染まるから「染色体」と呼ばれている。その遺伝子は二重らせんで二本がつながっているので、もし一本が放射線によって切断されたとしても、もう一本の遺伝子を鋳型《いがた》にして切られた一本を復元することができる。しかし放射線によって二本同時に切断されたり、細胞分裂で一本ずつの遺伝子になっているときに切断されたりすると、再生が困難になる。だから細胞分裂のさかんな子どもに対しては、被曝量の基準を大人より一桁以上厳しくするのが通常なのだ。

ところがここにもバイアスがかかる。事故の被害を受けた福島県は、それまで原子力政策を推進してきた県だ。原発政策を見直そうとした前知事は失脚させられ、新たな知事はその対立候補だった。福島市と同様に、放射能汚染によって多くの人々が福島県から移住しようと考え、実際に他地域へ移住した。それを防ぐために他県に移住を受け入れないよう要請したり、安全に見せかけようとして「安心キャンペーン」を続けている。

前述の福島県の放射線健康リスク管理アドバイザーを務めている山下俊一氏などが、「年間100ミリシーベルト以下では明確な被害の立証はされていない」として、「(食べ物の出荷停止などがされているから) いまの日本人に放射性降下物の影響は皆無に近く、起こり得ないことだ」と述べているのもそのひとつだ。それを福島県は県の広報紙などに載せ、ICRPの基準すら無視してキャンペーンしている。毎日そこで暮らさなければならない人々は、一体何が正しいのかわからず、十分な対策もされず、混乱した論議に嫌気がさして「聞きたくない、話したくない」状態に陥ってしまっている。

さらに深刻なのがコミュニティの崩壊だ。もしあなたが福島県内に住んでいたとしよう。放射能の問題を気にしている人なら、少なくともICRPの基準を超えるような場所に住むことを安全とは思わないだろう。リスクを避けるために他地域に引越したいと考えるのも当然だ。しかしそのとき、周囲の人たちの中ではこんな言葉が飛び交う。「あの人は勝手にこの地域を捨てて逃げて行った」と。残される側にいて、それに対して公然と「逃げるなんて言葉を使うべきじゃない」と言えるだろうか。日本では資産といえば土地なのに、先祖伝来の土地を捨ててその場を去ることができるだろうか。しかも地縁・血縁の著しく強い地方なのに、コミュニティを捨てて出ていかなければならない。仕事を捨てていっても次の仕事が見つかるかどうか分からない、それまでの住居が売れても二束三文で、賠償金すら出るかどうか分からない中で、人々は汚染地に囲い込まれるのだ。大人たちがそうならば、もっと世界の狭い子どもたちの社会ではどうだろうか。

出て行く人も、出て行けない人も、ともに被害者であるのに、その決断によって二つに分断されてしまうのだ。放射能の危険性に敏感だったから地域を出た人が多いとすれば、福島県には結果的に、放射能など問題ないと考える人たちが主流派になっていくことになる。「放射能は問題ない」というような見解の医師たちが集められ、何の問題もなく暮らせると言う。しかしそれでも放射能の被害はやってくるのだ。

第2章

外部被曝と原発事故の被害

測定器のナゾ

放射能は、何に喩えたら分かりやすくなるだろうか。私の中ではトゲの長いウニのような感じだ。ウニが放射性物質、トゲが放射線で、トゲの数がベクレルだ。ウニには四方八方にトゲが伸びていて、それに当たると被曝する。しかしアルファ（α）線のウニは1センチ（アルファ線の飛距離は約1センチだ）ほどの短く丸いトゲを持っていて、皮膚から刺さることはないが、食べて喉に刺さるととても激しい痛み（実際の放射線は痛みを与えないが、その1センチの範囲の細胞にとても大きなダメージを与える）を与える。ベータ（β）線のウニは1メートルのトゲを持っていて（ベータ線の飛距離は約1メートルだ）、近づかなければ大丈夫だが痛い（実際の放射線は痛みを与えないが、その1メートルの範囲の細胞に大きなダメージを与える）。ガンマ（γ）線のウニはとても長いトゲを持っていて数キロメートルに及ぶ。でもトゲの痛みは少なく、当たり所が悪くなければ（遺伝子に当たらなければ）さほど心配ない感じだ。ただし、数多く当たれば当たり所が悪くなる可能性が高くなる。

このトゲの数や強度は間違いないのだが、シーベルトという怪我のレベルにカウントし直すと、数値がいい加減になる。こんな事件があった。

東京の放射線測定器の会社「アルファ通信」社が、放射線測定器の「欠陥」や「納期遅延」を理由に文部科学省から契約を解除された。しかしこの社の社長は「文科省は表示される数値を2割程度、低くするように求め、それでは数値の改ざんだと言うと断られた」と述べている。

政府は信頼できる測定器として、日立アロカ社の放射線測定器を認めている。ところが先日、偶然にも同社の放射線測定器を、新旧二台並べて測定することになった。一台は事故以前のもの、もう一台は事故後のものだ。なんと、同じものを同じ場所で測定しているのに、明らかに新しい測定器のほうが感度が鈍いのだ。

内部被曝になるともっと被害の程度は怪しくなる。その話は後でするとして、まずは外部被曝の話をしよう。

ウニのトゲという比喩

放射能というのは「放射線を出す能力」のことで、被害を及ぼすのは放射線そのものだ。さきほどの例で言えばウニが放射性物質で、トゲが放射線になる。この世の中にあるほとんどの物質は放射性ではない。地球ができて、長い年月の中で角《かど》が取れて、安定化したからだ。ウニのようにトゲを持つのは、不安定な、いわば「角のとがった物質」が、トゲを出すことで丸くなって安定化するのだ。できたばかりの地球は、角のとがった不安定な放射性物質、いわばウニばかりの場所だった。それが長い時間をかけて安定化し、角の丸くなった今の地球になった。おかげで地球に生命が生きられるようになったのだ。

しかし中には今なお放射性のままの物質もある。身近なところではカリウムやラドン、年代を測定するのに使う放射性炭素などだ。自然界にあるものも人工的なものも、どちらであろうとトゲ自体の被害は変わらない。自然界にあるものを「自然放射能」といい、原子力で人間が作り出したものを「人工放射能」というが、トゲに違いはないのだ。違いは体の中から放射線を撃たれる「内部被曝」のときになる。それは後で説明したい。

ベクレルをトゲの数にたとえると、トゲ自体の違いは前述のように、飛ぶ距離とダメージの大きさになる。**図1**のようにアルファ線のウニは1センチほどの短いトゲだが、紙一枚つき抜けられないので皮膚の外から刺さることはない。しかし体内から刺さると大きなダメージを与える。ベータ線のウニは1メートルのトゲを持っていて、皮膚を抜けてダメージを与える。ガンマ線のウニはとても長いトゲを持っているがダメージは少なく、当たり所が悪いか、大量に浴びなければさほど危険ではない。レントゲンのときに浴びるエックス線は、ガンマ線とほぼ同じだ。だから浴びすぎないことが大事になる。

アルファ線のトゲは紙一枚突き抜けられないのは、トゲが太すぎるからだ（ガンマ線が電磁波、ベータ線が電子なのに対して、アルファ線はヘリウムの原子核と同じだ。桁はずれに大きい）。だから外から被曝してもほとんど心配ない。皮膚の表面を突き抜けないからだ。ベータ線のトゲもまた、1メートル離れれば届かない。しかも薄い金属を突き抜けられないトゲだから、ちょっと防御すれば足りる。しかしダメージの少ないガンマ線は、逆に分厚い鋼鉄や鉛でなければ突き抜けるので、防ぐのが難しい。

それ以外に中性子線というものもある。これは日本の住友金属鉱山の子会社の核燃料加工施設「株式会社ＪＣＯ」の事故（1999年、茨城県東海村）のときに発せられたもので、電気的に中性なので何もかもを突き抜けていく。ところが水素、塩素、ホウ酸にだけは吸収されて、塩素や水素を放射性物質に変えてしまう。人体には水分、塩分がたくさん含まれているから、建物などは一切壊さずに生物だけを殺すことができる。そのために開発された「中性子爆弾」は、人を被曝させるというよりは体内の水分や塩分を放射性物質に変えて内側から殺すのだ。

ＪＣＯの事故のときには、工場のあった東海村からすべての方向に中性子線が発せられた。間近で被曝した作業員の人が亡くなっているが、体が内側から崩壊するようにして亡くなっている。中性子線は他のアルファ、ベータ、ガンマ線と比べて高い密度で被害を及ぼす。そのダメージは計り知れない。**もし中性子線が放射されたときには、味噌や塩、しょうゆなどの塩分を含んだ食品は放射性物質**

[図1] 検出しにくく被害の大きいβ線

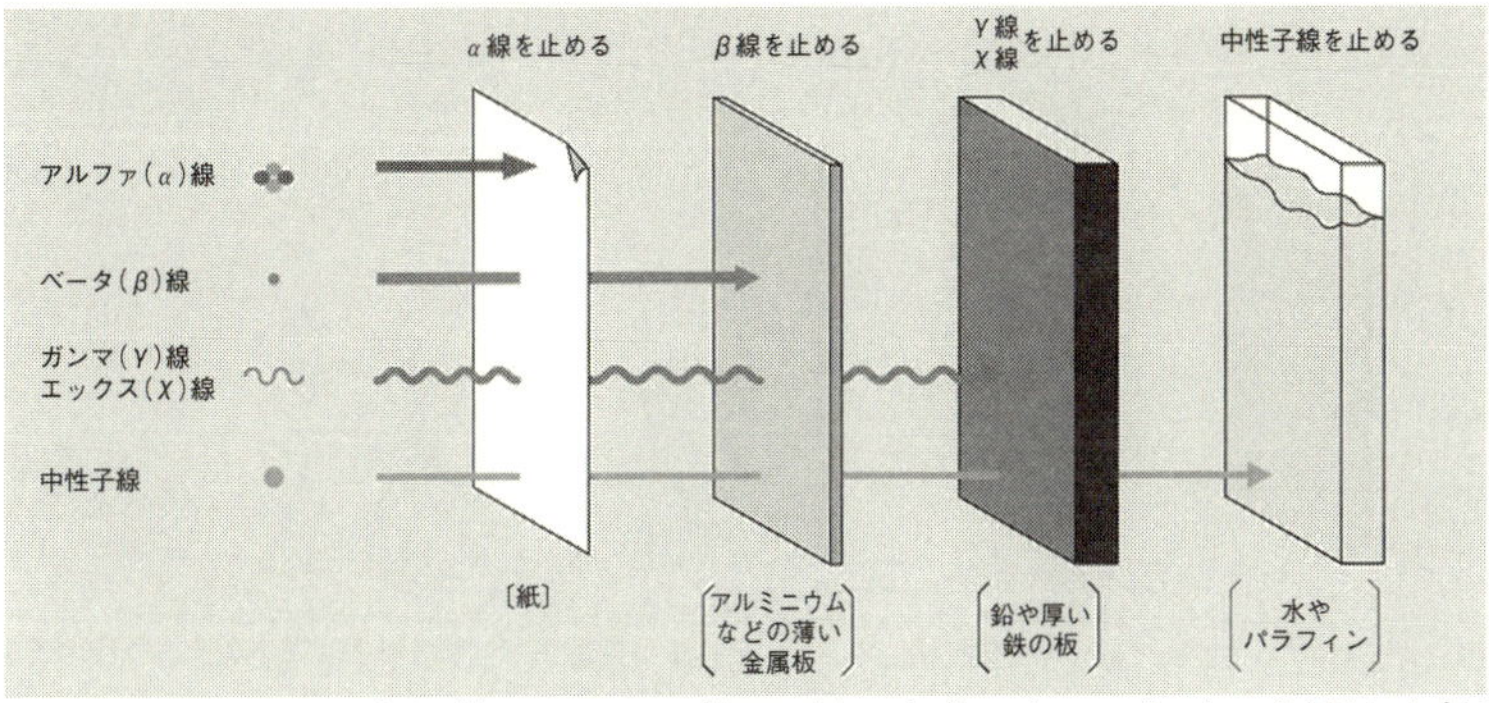

http://www.env.pref.kagoshima.jp/houshasen/kouhou/k18.html より

・α、β線は透過力が弱いが、破壊力は大きい。
・再処理工場からの放射能汚染の被害の多くはβ線になるが、
検出は困難で、被害はずっと深刻になる。

[図2] セシウムはγ線だけ出すのではない

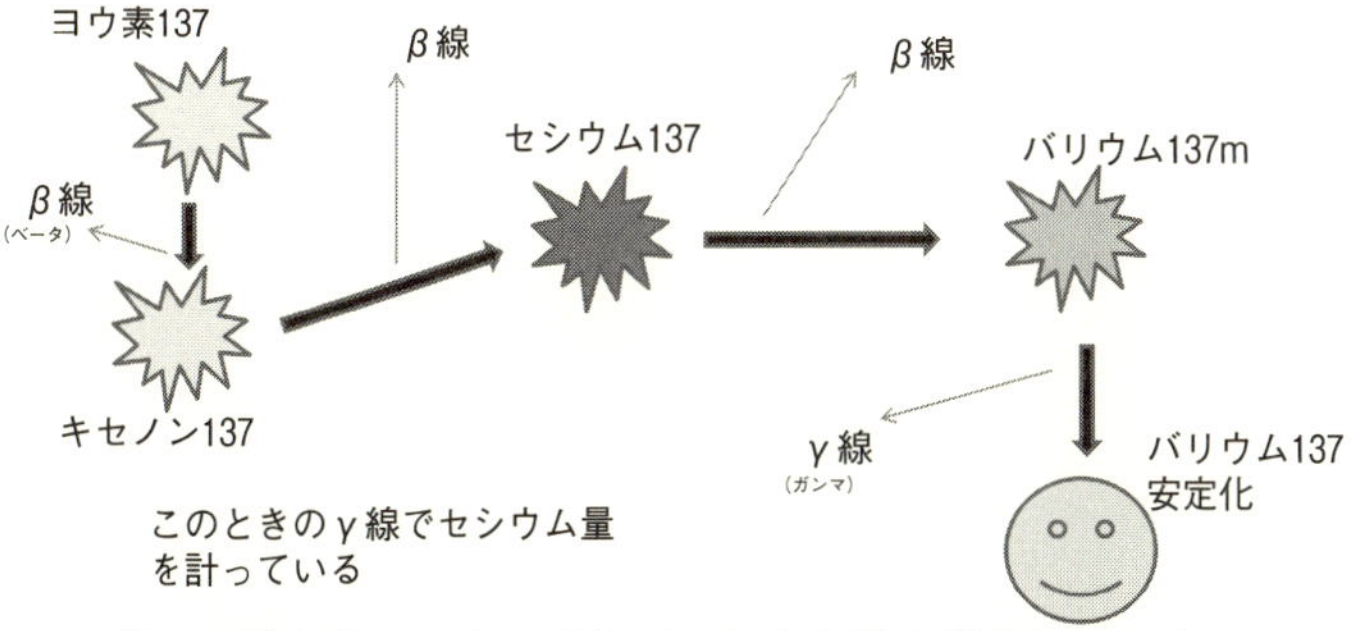

・γ線しか計れないから、それでセシウム量を推定している。
・体内での被害はβ線のほうが大きくなる。

に変わるので、食べてはいけない。

しかし今回の福島原発事故の放射能の場合は、中性子線は検出されているものの多くはないようなのでアルファ、ベータ、ガンマ線を考えれば足りる。

セシウムウニのトゲはひとつではない

ウニは安定化するためにトゲを出すのだが、セシウムは1回だけトゲを出して安定化するのではない**（図2）**。典型的にはヨウ素137として放出されたものが、ベータ線のトゲを出してキセノン137に変わり、またベータ線のトゲを出してセシウム137になり、さらにベータ線のトゲを出してバリウム137mになり、最後に今度はガンマ線のトゲを出してバリウム137となって安定化する。

この137という数字は、原子核を構成する「陽子」と「中性子」の数の合計だ。数字は最初から最後まで137のままだから合計の数は変わっていない。しかし元素の名前は変わっている。元素の種類はそのうちの「陽子」の数で決まるので、全部で同じ数なのだから「陽子」が「中性子」に変わって減っていることになる。この陽子が中性子に変わるときに出すのがベータ線と呼ばれる「電子」だ。最後に1回だけガンマ線を出すが、これは粒子ではなく光と同じ放射線だ。

放射能はエネルギーが強くてイオン反応を起こすので、影響が少ない携帯電話などの電波の「放射線」と分けて、「電離放射線」と呼んでいる。電離というのは、他の分子にぶつかったときに電子を突き飛ばしてしまうだけのパワーを持っていることを意味する。「放射能」と呼んでいるものはすべて大きなパワーを持つもので、つながった分子を切断したり、元素の電子を弾き飛ばしてイオン化して切断したりする。放射線を出すのは割ったばかりの石のように角が尖っているからで、それがトゲを出して余分なエネルギーを捨てることで、角が取れて丸く安定化するのだ。

ガンマ線は光と同じ放射線だと書いたが、それに対してベータ線は同じ放射線だが、「粒子」の性質も持つ。ベータ線は電子の粒子だが、アルファ線ではヘリウムの原子核と同じ「陽子二つと中性子二つ」を持つ巨大な粒子を飛ばす。大きすぎるから1センチも飛ばないし、紙一枚突き抜けられない。同様に粒子だが、はるかに小さな「電子」を飛ばすベータ線は、金属を突き抜けられず、1メートル程度しか飛ばない。特に体内では1センチ程度と言われる。そのかわり粒子線は周囲を大きく破壊することになる**（図1）**。

この電離作用によって遺伝子が切られる**（第1章図8）**。すべての細胞に入っている生き物の設計図が壊されるのだ。細胞核の中に入っているのが、DNAと呼ばれる四つの塩基が二重らせんになってつながっている遺伝子だ。その遺伝子が二重になっているとき、一本が切断されたとしても、もう一本が残っていればそれを鋳型にして再生することができる。「アデニン、チミン、グアニン、シトシン」の四つの塩基は、必ず「アデニンにはチミン」「グアニンにはシトシン」と対応する塩基が決まっているので、一本があれば対応する遺伝子の鎖は再生できるのだ。しかし再生されたとしても、たくさん壊されすぎていれば補修の誤りが多くなったり、追いつかなくなったりすることもある。二本とも切られた時は再生できなくなったり、間違った二本とつながったりする。こうして遺伝子異常が起こるのだ。

さらに細胞分裂するときには二重らせんが一本ずつに分かれ、それを鋳型にしてそれぞれがもう一本の遺伝子対を作っていく。その一本になっているときに遺伝子が切られてしまうと、鋳型が残っていないために再生ができなくなる。そのため細胞分裂の頻度が多ければ多いほど、放射線の被害を受ける確率が高くなる。そのため、活発に細胞分裂を繰り返している成長期の子どもの方が大人より被害を受ける。もちろん胎児はなおさらだ。さらに女性の場合に怖いのは、胎児の頃に被曝した人が成長して子どもを生むと、数十年の時間が経っているというのに遺伝子異常が起きる可能性があることだ。チェルノブイリでは、事故から27年経った今ごろになって新生児に被害が生じたり、甲状腺がんが多発したりしている。

女性が卵子を体の中に持つのは、まだ母親の胎内にいる妊娠3～4カ月の時点だ。しかも卵子は当初の600万個からずっと自然に減り続けて、妊娠可能な時期には4万個まで減っていく。卵子はただひたすら歳をとりながら減っていく。今、チェルノブイリで妊娠・出産の被害を受けている人たちは、1986年の原発事故当時に胎児や子どもだった人たちだ。

だから将来子どもを産む可能性のある若い人、子ども、妊娠中の人は、特に被曝を避けなければならない。それは男も同じだ。男の精子は「精原細胞」という精子の元になる細胞があって、そこからコピーをくりかえして精子がどんどん増えていく。だから精子を殺されたってなんてことないが、精原細胞が放射線で減らされると、精子そのものを作れなくなるか遺伝子異常を起こす。だから男も被曝は避けたほうがいい。

この放射線による遺伝子への被害を社会的に見ると、きれいな水の中に毒を混ぜることに似ている。遺伝子の傷はほとんどの場合劣性遺伝なので、優性遺伝子と劣性遺伝子が掛け合わされても被害が表面に出ない。ところが偶然に両者が遺伝子に傷を負っていた場合には劣性遺伝が表面に現れる。だから社会的に見て、遺伝子の湖の中に放射能という毒を入れることは、その発症の確率を増すことになる。後の時代に隠された時限爆弾を残していくのと同じだ。これが放射線の被害だ。

さて、セシウムは安定化するまでに4回のトゲを出す（**図2**）。このトゲを出すプロセスを「崩壊」という。そのうち3回を占めるベータ線のトゲは、短い上に粒子なのですぐに遮蔽《しゃへい》される。体内では10センチも飛ばない。だから測定されにくい。今、私たちがセシウムを計っているのはガンマ線だ。ガンマ線を出すのはバリウムになってからなのだが、崩壊せずに長い時間をすごす物質名で「セシウム」と呼んでいる。このヨウ素からバリウムになって安定化するまでの流れには時間が関係している。それぞれ一つひとつの元素ではいつトゲを出すのか分からないが、まとめてみると定理がある。たくさんの元素がトゲを出して、次の元素に半分変わるまでの時間は一定なのだ。これを半減期と呼んでいる。セシウム137なら半減期30年、つまり30年経つと半分のセシウムがトゲを出してバリウム137mに変わり、セシウムの数は減っていることを意味している。

セシウムがベータ線を発しているときはガンマ線測定器ではカウントできないが、実際には発している。外からの被曝では大きくは影響しないが、体の内側から内部被曝したときのダメージは無視できない。しかも4回のトゲのうちの3回がベータ線なのだ**（図2）**。しかしガイガーカウンターは、通常地表から1mの高さで測ることに決めているので（ベータ線は1m以下しか飛ばない）、ベータ線はほとんど届かない。ガンマ線だけを問題にすることになる。しかし現実にはセシウムの出す3回のベータ線は、内部被曝のときには大きな被害を与えることになるのだ。

被曝のペテン

ところがこれまで政府や原発推進派は、毎度毎度このグラフ**（図3）**を出して、原発の被曝線量なんか大して危険ではないと宣伝してきた。たとえば1回0・05ミリシーベルト/時（50マイクロシーベルト/時）の被曝をしたとしても、「胸のX線写真1枚と同じですね、皆さんも胸のX線写真を撮

[図3] レントゲンと比較するナンセンス

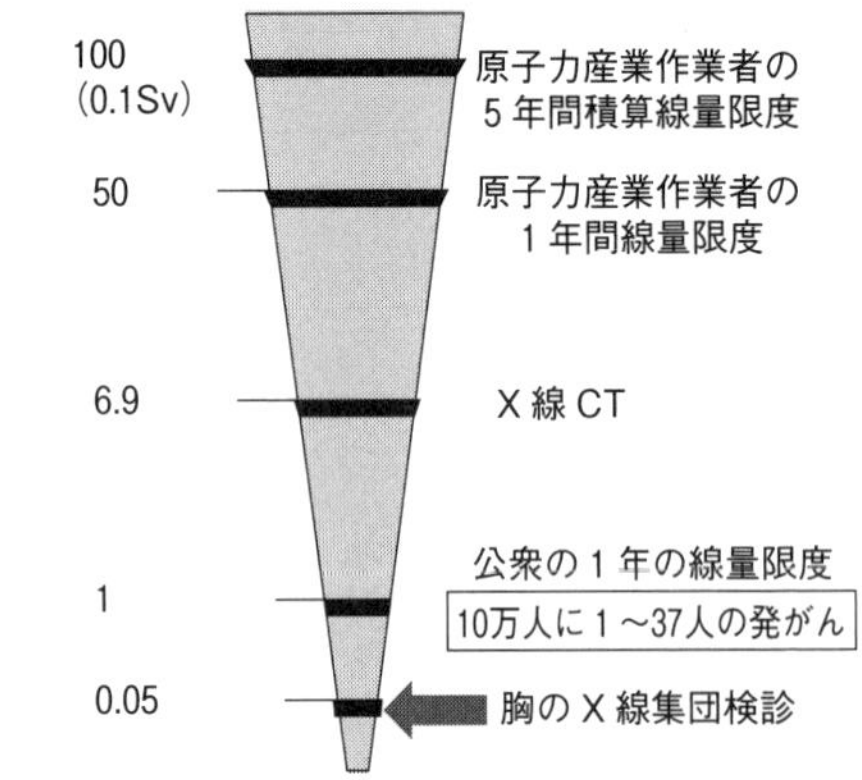

原子力教育を考える会「よくわかる原子力」より
http://www.nuketext.org/kenkoueikyou.html

[図4] ゴフマン氏の研究結果のグラフ化
被害者は圧倒的に小さな子ども

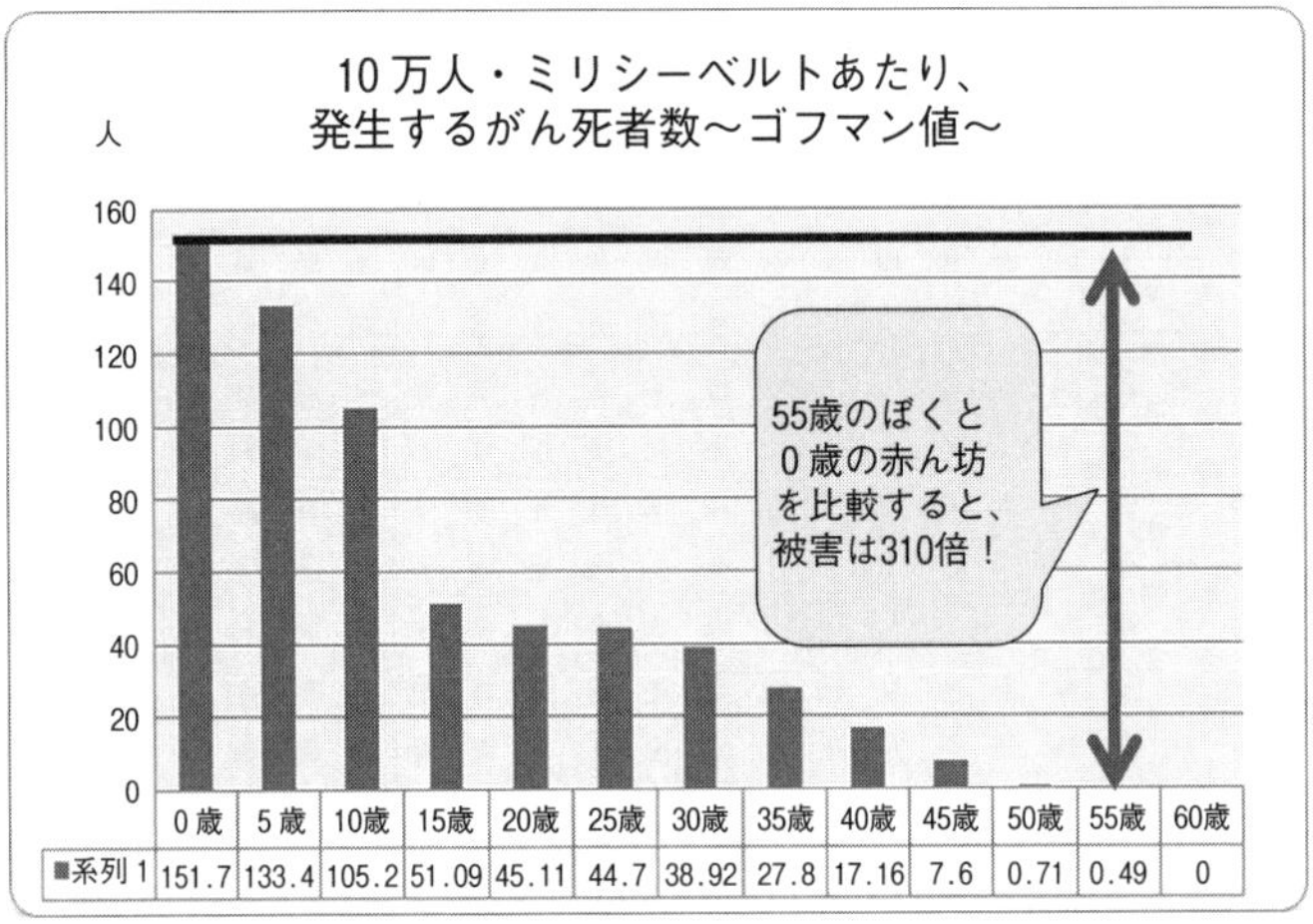

	0歳	5歳	10歳	15歳	20歳	25歳	30歳	35歳	40歳	45歳	50歳	55歳	60歳
■系列1	151.7	133.4	105.2	51.09	45.11	44.7	38.92	27.8	17.16	7.6	0.71	0.49	0

ったことあるでしょ。それと同じですから大したことありません」と説明するのだ。しかし、単位は1時間当たりなのだから、1年間＝24時間×365日＝8760時間で計算すると、年間では438ミリシーベルト（43万8000マイクロシーベルト）になるのだ。これはICRP（国際放射線防護委員会）の基準（余剰被曝年間1ミリシーベルトまで）の438倍になる。これは一回だけX線写真を撮ることと、一時間そこにいることとを混同させているトリックだ。比較するなら毎時間ごとにX線写真を一年中、一日24枚撮ることと比較しなければ意味がない。

一方、胸のX線写真が一枚0・05ミリシーベルトの被曝をさせるということは何を意味するだろうか。現在、20ミリシーベルト／年の被曝量になる土地にも、子どもも住んでよいことになっている。ということは、子どもが年間に400枚ものX線写真を撮ってても問題がないことになってしまう。毎日1枚撮っても365枚だからまだ足りないほどだ。これだけ被曝させることが問題ないはずがないだろう。レントゲンを撮る職業技師ですら、年間5ミリシーベルトまでが上限なのだ。子どもが被曝許容労働者の4倍も被曝していいはずがない。そもそも18歳未満の人はレントゲン室に入ることも許されないのに。

放射能の被害は「確率的影響」だ。一定量被曝したから確実にがん死するわけではなく、被曝した人たちの中で確実に一定数のがん死者が発生する形で被害が出る。伸びるトゲが四方八方に発砲されるピストルの弾だとしたら、その弾によって殺される人の数を数えるようなものだ。少なく計算しているICRPでは、1ミリシーベルト／年で、10万人当たり約5人ががん死するとしている。では2ミリシーベルト／年では？　ピストルを撃つ人が倍になるのだからがん死者は10万人当たり約10人になる。しかも治療の甲斐なく死ぬ人の数だから、発がん者数は倍の20人となり、被害全体はもっとずっと広く、しかもずっと先のことになる。大人で20～30年後、子どもは早く5～10年後に被害が出る。子どもの被害のほうが早く、多くなる理由が細胞分裂の頻度にあることは、すでに述べた通りだ。しかし放射能のせいで死んだとしても、病理解剖して「この人は放射能のせいで死にました」と立証することはほとんど困難だ。したがって被害者は賠償金を得られるかどうかわからない。すでに東京電力は、「因果関係が立証できない限り補償しない」と明言している。この確率的影響は、確実に起こるものの、逆に被害から原因を特定することは困難なのだ。タバコだ、農薬だ、食品添加物だと言い逃れられてしまうかもしれない。だから自分で被曝量をとにかく少なくして、被害を受けないようにするしか対策はないのだ。

ＩＣＲＰ以外にも放射線被曝の被害の計算式がある。アメリカのゴフマンという研究者は、同じ1ミリシーベルトの被害の確率を10万人に対して37人と計算している。ゴフマンはアメリカ原子力委員会より125～150名のスタッフと年間200～350万ドルの援助を受けて、がんと染色体損傷に関する病理学的研究、放射線影響の疫学的研究をしていた人だ。1969年にゴフマンはアメリカ原子力委員会の期待に反して、低線量の放射線の影響は少なくとも20分の1に過小評価されているとの結論を出した。そのゴフマン氏の研究結果をグラフにしたのが**図4**だ。0歳の子どもの被害と、55歳の私とを比較すると、310倍も子どもの確率が高くなる。その理由はすでに述べたとおりだ。

この図に書かれている「10万人・ミリシーベルト」というのは、「10万人が等しく1ミリシーベルト／年ずつ被曝したと想定」することだ。多く被曝した人、少なく被曝した人がいたとしても、放射線の影響は確率的影響なので、トータルでは同数になる。もし仮に福島市民29万人が7ミリシーベルト／年の余剰被曝をしているとするなら、がん死者が751人増加することになる。東京の余剰被曝が1ミリシーベルト/年だとしても、1000万人の人口では3700人が余分にがん死することになる。ここまでなら病気にならないというような「閾《しきい》」はない。これを「閾値《しきいち》なし」という。御用学者が言うような「このレベルなら被害は出ない」という考え方は、学術的に認められていないのだ。

その放射線は、距離が近いと被害が大きくなる。一つ目は当たる確率の問題だ。どこかに四方八方に銃を乱射している人がいたとして、撃たれる確率は、近ければ近いほど高くなる。1メートルの近距離から乱射していたとしたら、当たる確率は、10メートル離れていれば10メートルの球の表面積に対する自分の表面積の確率になる。しかし直径100メートルの距離なら球の表面積に対する自分の表面積の確率になる。距離が近くなると、二乗倍も撃たれる確率が高くなるのだ。この撃たれる確率は「距離の二乗に反比例する」ことになっている。

しかしこの計算式は、距離が離れている場合にだけ成り立つ。距離が限りなくゼロになった場合、無限大に大きくなってしまう計算になるが、実際の放射線にはエネルギー量があり、それは無限大ではないからだ。その放射性物質の発する放射線ごとに、発するエネルギー量(エレクトロンボルト〈eV〉という)があり、それが上限となるためだ。

二つ目に、エレクトロンボルトは距離によって多少減衰する。その二つによって、距離が近いほど被害は大きくなる。無限大ではないが、食品として体内に放射能を入れてしまった場合、どこに飛んでもすべて体に当たる上、エレクトロンボルトは減っていないので、被害は大きくなることになる。体内から被曝する内部被曝については次の第3章で説明する。

通常、放射線測定をするときには、地表面から1メートルの高さで測定している。それを地面の表面で測定すると、たいていは一桁高い値になる。その理由は「距離の二乗に反比例」しているせいだ。そしてベータ線なら1メートル以下であれば届く。外部被曝を考えると、汚染されている場所に座ってはいけない。被害を受けやすい生殖器を強く被曝させることにもなる。しかも小さな子どもたちの被曝量を1メートルの高さで考えてはいけない。子どもたちはもっと地表面に近いところで生きているのだから。

どこまで被曝させられるのか

私たちは、普通に暮らしていても自然からの放射線によって被曝している。自然からのものでもトゲに変わりはないからだ。それも被害を与えているが、ここまで生き延びてきた生物はその被害を軽減できるような機能を持っている。それが遺伝子の補修だったり、免疫力だったりする。よく、「私たちは自然に年間2・4ミリシーベルト被曝している」と言われるが、それは世界平均で、日本ではずっと少なく、年間1・4ミリシーベルトとなっている。「年間2・4ミリシーベルト被曝している」と世界平均の値を言う人たちには、原子力の推進派の人が多い。おそらく、普段から被曝しているのだから気にするなと言いたいのだろう。この年間1・4ミリシーベルトの被曝量に加算されるのが、ICRP基準で年間1ミリシーベルトの余分な被曝量ということになる。合計で、年間2・4ミリシーベルトまでということになる。内訳は「呼吸からのラドンなど0・4、食品などからの0・35、宇宙線からの0・35ミリシーベルト、大地放射線量0・3／年」となっている（**図5**）。

自治体が除染計画を立てて除染のための財政支援を国から受けるとしたら、「0・23マイクロシーベルト（／時）以上」が基準となっている。法律上の一般人の被曝限度（年間1ミリシーベルト）を越えるレベル、となっている。しかしそれに一年間の時間数である8760時間（24時間×365日）を掛けてみると2・0148ミリシーベルト／年（約2ミリシーベルト／年）になる。これは上の

2・4ミリシーベルト／年という余剰被曝の上限量から見ると厳しい基準のように見える。ところが違うのだ。もともと自然界から浴びていた自然放射能からの被曝は、空間の放射線量だけではない。食品もあれば、ラドンガスのような呼吸から入るもの、さらに宇宙線からの被曝もある（**図5**）。

大地放射線量が増えた分は考慮されているが、食べ物は汚染され、空気中の汚染も増えた。変わらないのは宇宙線からの被曝量だけだ。呼吸や食べ物からの被曝量を含めて、（2・4ミリシーベルト－2・0148ミリシーベルト＝約）0・4ミリシーベルト／年で足りるだろうか。

もしかすると、合計でははるかに多い可能性がある。福島県内では1マイクロシーベルト／時以下のレベルを多いと感じていない人も多い。しかしそれに呼吸からの被曝量を加えてみるとどうなるだろうか。たとえばノルウェー気流研究所（NILU：Norsk Institutt for luftforskning）は当初4日間にチェルノブイリの2・5倍のキセノン133（気体）が放出されたと発表しているし、フランス放射線防護原子力安全研究所（IRSN）は「この一年間で総吸入量、1人当たり200ミリシーベルトと計算される」と発表している（＊1）。

これが呼吸の分だ。さらに食べ物からの被曝もあるのだ。自治体が除染計画を立てて除染のための財政支援を国から受けられる基準は、「0・23マイクロシーベルト／時以上（＝0・23×24時間×365日＝2・0148ミリシーベルト／年）」までとするのは、他の被曝量を過小評価しての数字ではないか。しかしその数字すら、もはや多いと感じない人々が増えてしまっている。

［図5］事故以前の自然放射線被曝量（1.4mSv/年）

国内の自然放射線被曝量

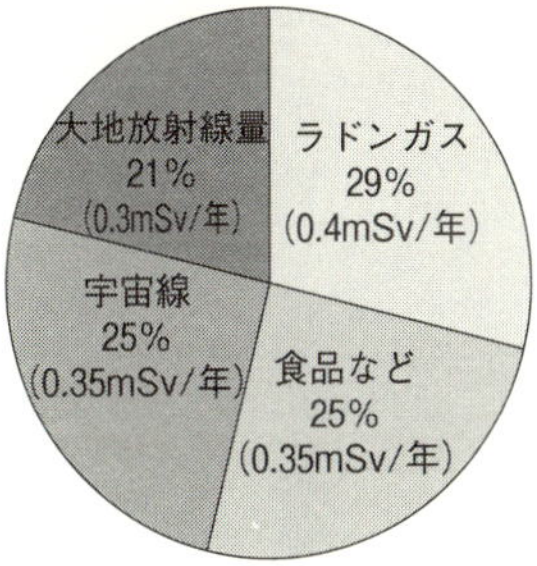

＊1　IPPNW　核戦争反対国際医師団体ドイツ支部、プレスリリース2012年9月3日
http://www.ippnw.de/startseite/artikel/5e48e7910a/schwerwiegende-folgen-fuer-mensch-un.html
http://www.atmos-chem-phys-discuss.net/11/28319/2011/acpd-11-28319-2011.html

鼻血、クマ……汚染地域の現実

ICRP本来の基準である年間1ミリシーベルトより多く、余分に被曝するエリアは、事故当初の数字で日本の国土の3％に達してしまった。日本は今回の事故で国土の3％も、住むのに適さない「失われた土地」にしてしまった。一方で上に見たように、「いまの日本人に放射性降下物の影響は起こり得ない」と福島県の健康アドバイザーを務める山下氏は断言している。そのためか、今なお福島市にはたくさんの人たちが住み続けている。チェルノブイリでは数百の村を廃村しているというのに。それで大丈夫なのだろうか（**図6**）。

たとえば東京に近い千葉県の柏市、流山市、松戸市には「ホットスポット」と呼ばれる非常に放射能の値の高いエリアができている。たまたまの風の流れと降雨によるものだ。私自身、そのエリアでも講演を頼まれて行くことがある。午前中に講演して、終わった後にお母さん方とみんなで一緒に食事をしましょう、という話になる。そこで話題に出る内容は驚くべきものだった（2012年1月の話）。「うちの子ね、鼻血出ちゃって全然止まんないのよ」「あらそう、うちの子もよ」「お腹は痛くもないのに下痢したり」「子どもの目の下にクマが出てきて」「頭が痛くて」「子どもの肌がぼろぼろになってきて」という話が当たり前になっている。あるお母さんは子どもの肌がどんどんぼろぼろになってしまったので、実家の岡山県に子どもを一週間ほど連れていった。すると子どもの肌がきれいになっ

［図６］日本人はロシア人より放射能に強い？

チェルノブイリよりも４倍も高い福島の避難基準数値

年間放射線量	福島の区分	チェルノブイリの区分
50mSv 以上	帰宅困難区域※	
20〜50mSv 未満	居住制限区域（一部帰宅可能）※	
20mSv 未満	避難指示解除準備区域	強制避難ゾーン※
5 mSv 以上	（居住可能）	移住の義務ゾーン※
1 〜 5 mSv 未満	（居住可能）	移住の権利ゾーン
0.5〜 1 mSv 未満	（居住可能）	放射線管理ゾーン

注）※印の区分は原則的に立ち入り禁止

たので、連れて帰って柏市内の学校に通わせたという。すると一日目から、また顔の肌がぼろぼろになってしまった。このままじゃもうダメだと思って、その人は岡山に引っ越しを決めた。ところが岡山に越すために、高かった柏市内の土地を売ろうとすると、全然売れないのだ。住むのに適さない土地の家を、いったい誰が買うだろうか。元は家一軒で５０００万円ほどしたのに。一生かかってローンを払っていくのに、それを売ろうと思ったら安くしても売れない。つまりこの人は、実際に数千万円損している。しかしこれが賠償されていない。この人は引っ越したが、多くの人は仕方なくその汚染された場所に住まざるを得なくなる。

チェルノブイリ周辺３カ国では、ほぼ外部被曝量に応じて「移住の義務ゾーン（５mSv／年以上）」と「移住の権利ゾーン（１mSv／年以上）」に分けて補償をした。それがない日本では訴訟しなければ認められない。

こうした現実のせいで人々はその土地を離れられなくなる。もちろん仕事の問題もあるし、地域コミュニティを離れる苦しさもある。「ここに住もう、住みたい」と思っているのではなくて、土地から離れることができずにいるのだ。そして放射能から逃げられないまま、多くの人たちがそこで被曝させられる。そんな状況だから「(ただちに)影響はない。安全です」という言葉を信じたくなるのだ。逆に、一生懸命そこで暮らそうとしているところに、心配する人からは「そこは安全じゃないから逃げてくれ」と言われると、従う気にならないどころか、むしろ反発してしまう。

中には引っ越せる人もいる。すると周囲の人はおもしろくないから「裏切り者」と呼ぶのだ。「裏切り者」と呼んだ側はもう外に出られなくなる。呼ばれた側は戻れなくなる。東京電力という民間会社が起こしたたった一度の事故で、地域の信頼関係がずたずたに引き裂かれるのだ。一時避難していた子どもが戻るとき、最初に言わなければならない言葉が「みんな、ごめんね」だ。今回の事故はこんな状況を作ってしまった。

あるお母さんが、鼻血の止まらない子どもを病院に連れて行った。しかし医者が言ったのは、「鼻くそをほじりすぎたんじゃないですか」という言葉だった。ある女性は友人への電話で、この数日間で頭髪が全部抜け落ちたと告げた。この女性によると「5歳の自分の子供をはじめ、市民の多くの人も同じ目に遭った」という。

さて、以下の記事は1986年5月15日の『朝日新聞』の記事だ。元の記事をそのまま示そう。

『市民の多くが脱毛』——チェルノブイリ北方130㎞のゴメリ市に住む女性は、モスクワの友人への電話で、この数日間で頭髪が全部抜け落ちたと告げた。この女性によると、5歳の自分の子供をはじめ、人口30万人のゴメリ市民の多くの人も同じ目に遭ったという。

［図7］外部被曝線量の増加

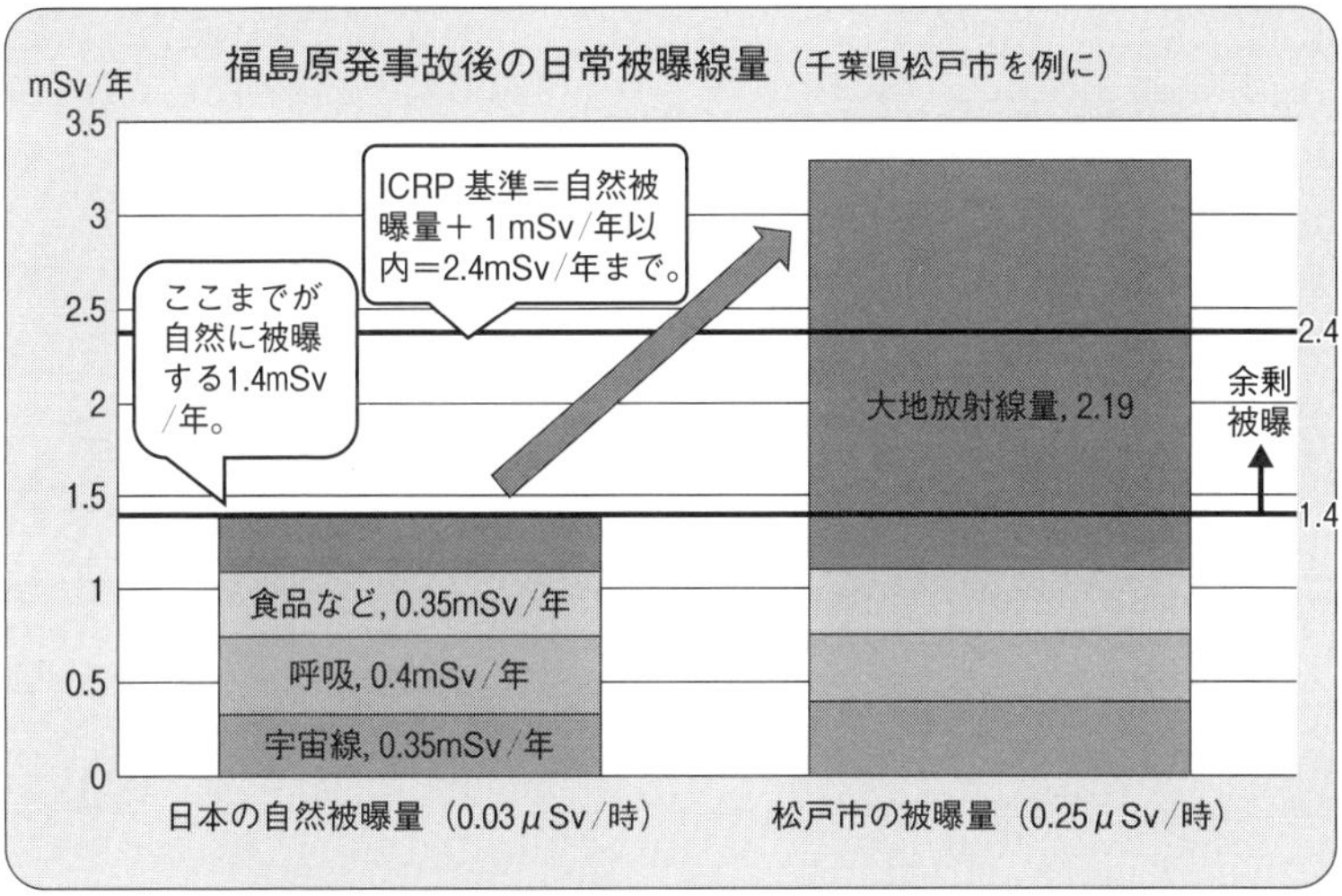
福島原発事故後の日常被曝線量（千葉県松戸市を例に）
mSv/年
3.5
3
2.5
2
1.5
1
0.5
0
ICRP 基準＝自然被曝量＋1mSv/年以内＝2.4mSv/年まで。
ここまでが自然に被曝する1.4mSv/年。
大地放射線量, 2.19
2.4
余剰被曝
1.4
食品など, 0.35mSv/年
呼吸, 0.4mSv/年
宇宙線, 0.35mSv/年
日本の自然被曝量（0.03μSv/時）
松戸市の被曝量（0.25μSv/時）

［図8］もし外部被曝と同率に内部被曝していたなら

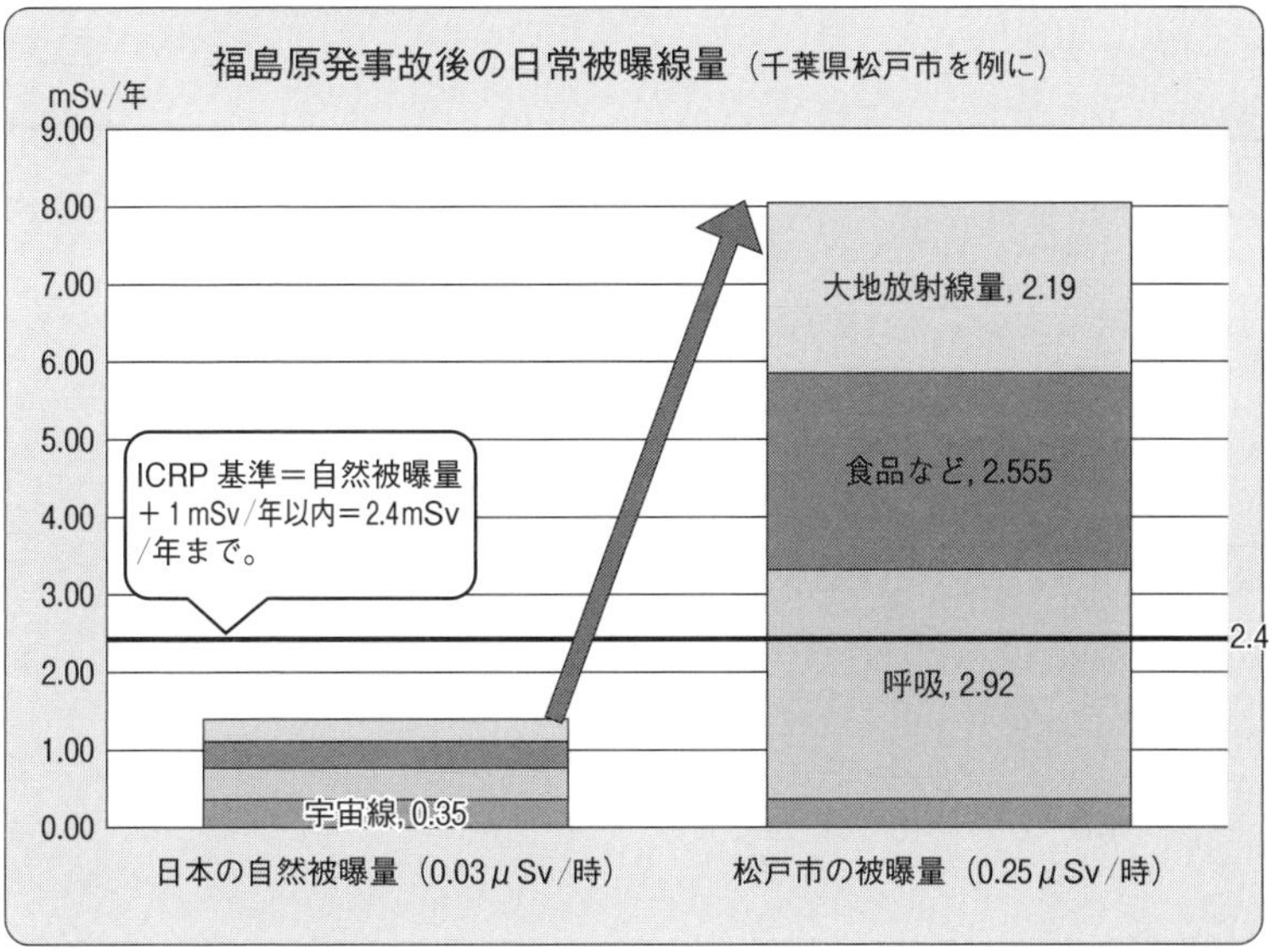
福島原発事故後の日常被曝線量（千葉県松戸市を例に）
mSv/年
9.00
8.00
7.00
6.00
5.00
4.00
3.00
2.00
1.00
0.00
大地放射線量, 2.19
食品など, 2.555
ICRP 基準＝自然被曝量＋1mSv/年以内＝2.4mSv/年まで。
2.4
呼吸, 2.92
宇宙線, 0.35
日本の自然被曝量（0.03μSv/時）
松戸市の被曝量（0.25μSv/時）

そのゴメリ市の汚染度は**第1章**の**図2**にある通り、松戸市周辺と同レベルだ。そっくりではないか。チェルノブイリのときに新聞が認めていた事態が、日本ではウソにされる。しかも肝心の医師ですらそうなのだ。今の医者は患者を診ていない。医者が見るのは自分が習った教科書だけだ。そこには「そんな症状は出ない」と書いてあるから、「そんなのは絶対ありえない」と言うのだ。目の前の患者を見て答えてほしいのに。

2012年1月、松戸市で放射能値を計ってみた。平均的に0・25マイクロシーベルト／時の汚染があった。年間では2・19ミリシーベルトになる（**図7**）。トータルでは食品0・35＋呼吸0・4＋宇宙線0・35を足すと基準の2・4ミリシーベルト（／年）を超えて、3・29ミリシーベルト（／年）に達している。しかしそれだけではない。宇宙線からの被曝を除けば呼吸や食品からの被曝量も増加しているはずだからだ。

ここに地方独立行政法人東京都立産業技術研究センターが調査した「東京電力福島第一原子力発電所事故後の3月13日から都内における大気浮遊塵中の核反応生成物の測定検査」の結果がある（**図9**）。それによると、約3600ベクレルの放射性物質を摂取したことになっている。ただしその実効被曝線量は約24マイクロシーベルトと換算されているのだが、後に内部被曝の章で説明する通り、これは過小評価の疑いがある。

外部被曝が8・3倍増えているのと同様に、呼吸や食品などからの内部被曝量も8・3倍増えていたとすると、**図8**のように全体では8ミリシーベルト／年を超えてしまう。**図9**のデータは東京都内のデータだが、それでも大地が何倍も被爆させるほど汚染されたのに、呼吸や食品からの被曝が約24マイクロシーベルト（半年）しか増えていないとするのはおかしくないか。それは従来の自然からの

［図９］東京都内での呼吸による被曝量

2011年３月15日～９月30日の吸入摂取による実効線量（成人）

核種	半減期	吸入摂取した場合の実効線量係数（μ Sv/Bq）	累積吸入摂取量（Bq）	割合（%）	吸入摂取による実効線量（μ Sv）	割合（%）
ヨウ素131	8.02日	0.0074	1000	28.0%	7.4	30.4%
ヨウ素132	2.295時間	0.00011	670	18.8%	0.074	0.3%
ヨウ素133	20.8時間	0.0015	68	1.9%	0.10	0.4%
セシウム134	2.0648年	0.020	230	6.4%	4.6	18.9%
セシウム136	13.16日	0.0028	33	0.9%	0.092	0.4%
セシウム137	30.04年	0.039	220	6.2%	8.6	35.3%
テルル129	69.6分	0.000039	160	4.5%	0.0062	0.0%
テルル129m	33.6日	0.0079	190	5.3%	1.5	6.2%
テルル131m	30時間	0.00094	24	0.7%	0.023	0.1%
テルル132	3.204日	0.0020	960	26.9%	1.9	7.9%
モリブデン99	65.94時間	0.00099	4.4	0.1%	0.0044	0.0%
テクネチウム99m	6.01時間	0.000020	10	0.3%	0.00020	0.0%
合計			約3600		約24	

東京都立産業技術研究センターの調査による

http://www.metro.tokyo.jp/INET/CHOUSA/2011/12/60lcq100.htm

被曝よりわずか32％増えるだけなのだ。もし同じ倍率で被曝量が増えたとすれば、被害が出たとしても不思議ではないと思う。

IAEAとWHOの関係

――被害を認めない人たち

第１章ですでに見たように、もともとＩＣＲＰの基準を採用していた政府自身がその基準を順守しなくなった。特に影響を及ぼしたのが政府の認める学者たちの言い分だ。御用学者たちが「年間１００ミリシーベルト以下では明確な被害の立証はされていない」と主張したからだ。なぜそのような主張が可能になってしまったのだろうか。よく理由として言われるのが、「これまでに例がなく、事例が積み上がっていないせい」というものだ。しかしこれは奇妙だ。ヒロシマ・ナガサキの事例は高線量被曝ばかりではないし、チェルノブイリ原発事故もある。それなのになぜ「事例が積み上がらない」のだろうか。

実際には、ヒロシマでもナガサキでも鼻血や下痢、頭痛や目の下のクマ、原爆ぶらぶら病と呼ばれる全身虚脱や気力の萎えなどの症状は出ていた。しかもそれらの被害を調査する機関も存在していた。「ABCC（原爆傷害調査委員会）」という機関だ。この機関は原爆被曝の影響を調べて核兵器利用に役立てる、軍事利用のためのアメリカの機関だった。だから一切治療はせず、ただモルモット同様に被曝者の調査をした。当初は客観的に調べていたものの、その後世界中で反核運動が起こるようになると、客観的なデータを集めたのでは都合が悪くなり、過小評価を始めた。さらに日本で起きたことだというのに、日本国内ではデータを知らせないどころか、わかっていても公表を禁じた。そのためにいくらでもあった客観的な被害データは集められなくなったか、知らされないようになったのだ。

このABCCという組織がその後に日米合同の組織となって名前を変え、「放射線影響研究所」になっている。その理事長が「影響は出ない」「大丈夫だ」と繰り返し言っている長瀧重信氏であり、長瀧氏を恩師とするのが山下俊一氏なのだ。この山下俊一氏こそ、第1章で「環境の汚染の濃度は100マイクロシーベルト（毎時）を越さなければ健康には影響しません」と述べた、福島県の放射線健康リスク管理アドバイザー、長崎大学大学院医歯薬学総合研究科教授、福島県立医科大学副学長なのだ。

世界で健康被害と言えば、WHO（世界保健機関）が担う仕事になっていて、事実、世界で起こる重大な健康被害についてはWHOが調べて対処策や勧告などを出している。しかしなぜか放射能の問題ではWHOはほとんど何も言っていない。この理由にも原子力を推進している組織が関係している。

世界的に原発を推進しているのがIAEA（国際原子力機関）だ。国際機関をありがたがる日本では、まるで神様のお告げのように理解しているが、これは「核兵器の拡散を防止する」役割と、「原子力発電の健全な発達」の二つの役割を担うための組織だ。強い業界団体の影響を受けたIAEAは、ALARA（As Low As Reasonably Achievable）の原則を採り、「合理的に達成可能な限り被曝量を低減する」としている。「可能な限り少なくする」ではなく、「合理的な範囲までにとどめる」のが原則なのだ。つまり対策するコストが、不合理なほど高くつくときには対策しなくて良いという原則だ。そのIAEAが、WHOとの間に協定を結んでいる。放射能にまつわる健康問題についてだけは、「WHO単独で発表してはならず、必ずIAEAと協議してから出すこと」がそれだ。その結果、WHOは口封じされ、放射能の健康問題だけは発表されないことになっている。

チェルノブイリの被害もまた、上記の長瀧氏がIAEAの派遣する調査団メンバーとして送られ、山下氏も調査に入っている。その結果は「被害者はゼロ」というものだった。その後に世界中からの批判を受けてIAEAは被害者を4000人としているが、一方、ロシア語の文献まで徹底的に調べた学者らの出版した『チェルノブイリ被害の全貌』（＊1）では、2004年時点で98万5000人の死亡者数を発表している。福島第一原発事故の後、IAEAは日本に2回ほど来日しているが、その目的は「幕引き」だったはずだ。「もう問題はなくなった、事故は終わった」と発表させるために原子力の推進派に招かれたのだ。残念ながら福島第一原発の相次ぐ再事故、より重大な問題の発覚から、それは実現しなかったが。

事実は学者が言い訳するように、「これまでに例がなかった」わけではない。「事例が積み上がっていない」わけでもない。ただそれは消されたか、隠されたか、無視されたかのどれかにすぎなかったのだ。

＊1　ベラルーシのアレクシー・V・ヤブロコフ、ヴァシリー・B・ネステレンコ、アレクセイ・V・ネステレンコ、ナタリヤ・E・プレオブラジェンスカヤ『チェルノブイリ被害の全貌』星川淳監訳、チ

ェルノブイリ被害実態レポート翻訳チーム訳、岩波書店刊（原題 Chernobyl Consequences of the Catastrophe for People and the Environment) http://chernobyl25.blogspot.jp/p/blog-page_10.html

明確な被害の立証はないのか

上記の山下俊一氏らの「年間100ミリシーベルト以下では明確な被害の立証はされていない」という言葉が、刑事被告人の無罪推定のように「被害は出ない」という主張の根拠になっている。刑事被告人は「冤罪」の可能性があるから、慎重でなければならないが、人々の健康被害の場合には逆ではないか。安全でないと推定されるときは、「危険性あり」の側に推定しなければ人々は守られない。後になって被害に後悔しないようにという「No Regret Policy（後悔しない政策）」の原則は、水俣病を経験した日本では、適用されて当たり前の原則であるはずなのだが。

さらに「明確な被害の立証が得られていない」のではなく、「統計的に有意とまでは認めていない」が正しい。しかも同時にICRPですら「一定の根拠はある」としているのだ。上記の長瀧重信氏は、以下のように述べている。「『原子放射線に関する国連科学委員会』（UNSCEAR）の国連に対する科学的な報告書（「低線量被曝健康影響」を指している——著者注）では、100ミリシーベルトから200ミリシーベルト／年以上の放射線の被曝により、がんのリスクが直線的に増加すること、そしてこれまでの疫学的研究では、それ以下の被曝線量においてリスク増加は認められないと報告している。これは国際的に合意された外部被曝に関する科学的事実である」（一部著者要約）と。

だが富山大学人間発達科学部の林衛氏は、長瀧氏の解説内容とUNSCEARの報告書の内容との食い違いを見出す。林衛氏は、「報告書を開くと、UNSCEARもICRPも同様に、疫学研究と生物学的研究の両者を参照し、低線量健康影響に一定の根拠があるという結論を導き出している」（一部著者要約）のだ。同じ「低線量被曝健康影響」報告書を読みながら、長瀧氏は「低被曝線量においてリスク増加は認められない」と言うのだが、実際の文章は「低線量健康影響に一定の根拠がある」となっている。

誤りではすまない意図的な解釈ではないか。林衛氏が分かりやすい「低線量健康影響についての考え方の比較」の表を作成してくれているので紹介したい（**図10**）。日本では「根拠なし」と言われる低線量被曝をＩＣＲＰですら、「一定の科学的根拠あり」とする。ここまでなら被曝しても発がんしないというような「閾値《しきいち》」についても、ＩＣＲＰは「ない」としているのに、日本ではなぜか「あり（みいだせていないだけ）」と、勝手に逆に解釈されている。「白を黒と言いくるめる」ような方法はフェアではない。これでは刑事のように犯人割り出しに努力したとしても、犯人と特定される可能性はゼロだ。このままでは今後もずっと、被害の決着は付かないだろう。逆に言うと、ほぼ永遠に御用学者たちは「明確な被害の立証はされていない」と言い続けるだろう。それでは被害を解決できない。

そこで何か別な立証方法はないだろうか。そのときに使えるのが、水俣病のような公害問題でも使われた「蓋然《がいぜん》性（そうなる可能性が高いこと）」だ。「一定の条件のときに、一定の結果が生じる、未だそうなる原因は解明できないが」と説明すればいい。立証の責任は加害者が負い、加害者がそうではないと立証できない限りは責任を負わなければならない。放射能のせいで被害を受けた人に、その原因を立証する責任を負わされたら、誰も補償が得られない。しかし福島第一原発事故と被害との間に、統計的に有意な変化が得られるなら、二つの間に蓋然性が認められていい。

そこで以前の例と比較してみるのが有益だと思う。それがチェルノブイリ原発事故だ。**第1章の図**

[図10] 低線量健康影響についての考え方の比較

『市民研通信』第11号通巻139号、2012年4月、「低線量被曝問題はなぜ混乱が続くのか
──復興をさまたげる政府の放射線安全論」

林衛（富山大学人間発達科学部・市民科学研究室会員）

http://archives.shiminkagaku.org/archives/2012/03/post-286.html

	ICRPほか	"ジャパン・スタンダード"	筆者（林衛氏）による評価
低線量健康影響	一定の科学的根拠あり	科学的根拠不明確	ICRPは最低限のリスクを提示
疫学研究	採用	採用	採用は当然だが、採用内容に議論の余地あり
生物学・メカニズム研究	採用	不採用または軽視	疫学を補うためにも採用すべき。不採用・軽視は不当
発がん閾値	なし	あり（みいだせていないだけ）	仮にあったとしても先進国では大多数が閾値以上の発がんリスクを受けている
直線閾値なしモデル	低線量では統計的な不確実性が残るが防護のため科学的にもっともらしい	防護のための基準（低線量では科学的な根拠なし）	リスク過小評価の可能性には注意しつつ、出発点として活用すべき
ホルミシス効果	不採用（今後の課題）	有力	適用によって効果がありえたとしても、公衆被曝を許容するエビデンスはなし
バイスタンダー効果	不採用（今後の課題）	考慮せず	細胞レベルでの知見は、器官や生体レベルでの影響の解釈に重要
リスクコミュニケーションの目的	安全を求める個人の意思の尊重	安全であるとの納得（説得）	個人の意思の尊重は当然だが、低線量でも被曝の受忍にはそもそも問題あり

＊"ジャパン・スタンダード"は、いろいろな文献をもとに日本の政府・専門家の一部が語る考えをまとめ、表現するための和製カタカナ英語。

＊『市民研通信』第11号通巻139号2012年4月「低線量被曝問題はなぜ混乱が続くのか」 復興をさまたげる政府の放射線安全論　林衛（富山大学人間発達科学部・市民科学研究室会員）

http://archives.shiminkagaku.org/archives/2012/03/post-286.html

1で見たように、今回の福島第一原発事故の汚染レベルはチェルノブイリ原発事故の汚染とほぼ同じになっている。すでに述べたように、偏西風地帯に押されてほとんどが太平洋に流れたために、汚染された土地の範囲は狭い。日本がもし大陸と地続きだったならば、ずっと広い範囲が汚染されていただろう。日本にとって不幸中の幸いだったことは、東の端の原子力発電所が事故を起こしたことだ。もしこれが佐賀県にある玄海原発で起きていたなら、偏西風に乗って、広島、大阪、京都、名古屋、静岡、東京と汚染されたことだろう。しかも玄海原発もまた、「脆性《ぜいせい》破壊」（＊1）という非常に危険な事故の可能性を抱えている。

ともあれ今回の事故の影響を予測するのに、一番いいのはチェルノブイリで何が起こったかを見ることではないか。チェルノブイリの汚染のレベルとよく似ているのだから。

＊1「脆性破壊」とは、原子炉の燃料から発せられる中性子線を原子炉の鋼鉄が浴びることによって、鋼鉄が脆《もろ》くなり、急激な温度変化によって割れる破壊を指す。たとえば何らかの事故によって炉を急に冷却する必要があったとき、ＥＣＣＳ（緊急炉心冷却装置）によって急冷しなければならない。ところが玄海原発のような加圧水型原発（ＰＷＲ型）は炉内に燃料が密集しているために、中性子線を周囲の鋼鉄が浴びやすい。その結果、玄海原発では急冷しても大丈夫な温度（脆性遷移温度）が、当初の−16℃（１９７５年）から98℃（２００９年）まで上昇してしまっている。−16℃でも割れない鋼鉄が、98℃のお湯でも割れかねない状況にある（この値は炉心に小さな同じ材質の金属を入れて測定する）。

第3章

内部被曝とダメージ

甲状腺検査の結果

福島県内で「安全キャンペーン」が行われたのとは裏腹に、事態は深刻な様相を呈してきている。福島県は「『県民健康管理調査』検討委員会」を設置し、前述の山下俊一委員を座長として調査結果の検討を続けてきた。ホームページ（＊1）には毎回提示された資料が掲載されている。その中の、「甲状腺調査」の結果を大きくまとめてみると、以下のようになる（図1）。

まず、甲状腺を検査した結果、結節やのう胞のなかったものをA1判定、5・0ミリ以下の結節や20・0ミリ以下ののう胞が認められたものをA2判定とし、それらは経過観察として平成26（2014）年度以降に予定される再検査までそのままにされる。次にやや大きめの結節やのう胞（5・1ミリ以上の結節や20・1ミリ以上ののう胞を認めたもの）をB判定、直ちに二次検査を要するものをC判定とし、このB、C判定されたものは二次検査を受けることになる。

平成23（2011）年度に3万8114人の小児甲状腺検査が行われた中で、B判定となって二次検査の対象になったものが186名、うち実際に二次検査をしたものが162名、さらに「細胞診」まで実施したものが76名であった。その結果、66名は良性と診断されたが、10名は悪性もしくは悪性の疑いとなり、うち3名は悪性と判定され手術等の治療を受けた。

この10名は男子が3名、女子が7名で、平均年齢は15歳、甲状腺腫瘍のサイズの平均は15ミリだった。

平成24（2012）年度の小児甲状腺検査は9万4975人に対して行われ、二次検査の対象になったものは548名だが、検査進行中のため結果はまとめられていない。以上が同検討委員会の20

［図１］甲状腺検査の結果概要

（※平成24年度については平成25年1月21日発送分までの集計結果）

検査実施総数	H23年度	H24年度
	38,114人	94,975人

<table>
<tr><th colspan="2" rowspan="2">判定結果</th><th rowspan="2">判定内容</th><th colspan="3">H23年度</th><th colspan="3">H24年度</th></tr>
<tr><th>人数</th><th colspan="2">割合</th><th>人数</th><th colspan="2">割合</th></tr>
<tr><td rowspan="2">A判定</td><td>（A１）</td><td>結節や嚢胞を認めなかったもの</td><td>24,469人</td><td>64.2％</td><td rowspan="2">99.5％</td><td>53,028人</td><td>55.8％</td><td rowspan="2">99.4％</td></tr>
<tr><td>（A２）</td><td>5.0㎜以下の結節や20.0㎜以下の嚢胞を認めたもの</td><td>13,459人</td><td>35.3％</td><td>41,398人</td><td>43.6％</td></tr>
<tr><td colspan="2">B判定</td><td>5.1㎜以上の結節や20.1㎜以上の嚢胞を認めたもの</td><td>186人</td><td colspan="2">0.5％</td><td>548人</td><td colspan="2">0.6％</td></tr>
<tr><td colspan="2">C判定</td><td>甲状腺の状態等から判断して、直ちに二次検査を要するもの</td><td>０人</td><td colspan="2">0.0％</td><td>１人</td><td colspan="2">0.001％</td></tr>
</table>

〔判定結果の説明〕
- A１、A２判定は次回（平成26年度以降）の検査まで経過観察
- B、C判定は二次検査（二次検査対象者に対しては、二次検査日時、場所を改めて通知して実施）

※A２の判定内容であっても、甲状腺の状態等から二次検査を要すると判断した方については、B判定としている。
※H24年度の検査結果は、平成25年１月21日発送分までの集計結果。

13年2月13日の公表内容だった。

この数値の中で、平成23年度と平成24年度でA2判定とB判定の子どもが大きく異なっている。A2判定で35・3％から43・6％に伸び、B判定では0・5％から0・6％に増えている。そもそも結節やのう胞が見つかる子どもたちの確率が高いと感じるが、知人の甲状腺の専門医に確認したところ、甲状腺のエコー検査装置の進歩は著しく、5年前の装置と現時点の装置とでは比較できないレベルだという。そうだとすればA2判定そのものの数値が大きいことは納得できる。しかし同レベルの装置の判定結果が、一年間で35・3％から43・6％に伸びたことの説明にはならない。甲状腺の異常が時間を経て増えている可能性があるだろ

う。だとすると、経過観察で平成26年以降まで再検査を行わないことの合理性は失われる。

しかし甲状腺がんが現実のものとなってしまったことの衝撃は大きい。そもそも「100万人に1人か2人」という確率の小児甲状腺がんが、わずか3万8000人余の中から3人（細胞診で疑われている7人を加えると10人）も発生したのだ。しかしそれでも福島県の「県民健康管理調査」検討委員会座長の山下氏は、福島原発事故による放射線との関係を否定している。どのように考えたらそうなるのだろうか。

その糸口が2013年3月11日に「米国放射線防護協会　第49回年次大会」で行われた、「福島原子力発電所事故と総合的健康リスク管理」という山下氏の講義録にある（＊2）。それによると、まず「100ミリシーベルト以上の被ばく量では、線量に比例して甲状腺癌が増加するのが分かっています」として、それ以下の線量では増加しないといういつもの先入観を提示する。そして、「チェルノブイリでの甲状腺被ばく量は平均して500ミリシーベルトほどでした。日本では、事故後間もなく、3月24日から30日の間に、1080人の子供たちがヨウ化ナトリウムカウンターによる甲状腺被ばく量測定を受けましたが、幸運にもほとんど全員の被ばく量が1ミリシーベルト以下でした」と述べている。しかし一方で、チェルノブイリの数値を調べるのは「ほぼ不可能に近い」とも述べている。それならなぜチェルノブイリの甲状腺被曝量を「平均して500ミリシーベルト」と言えるのだろうか。一方、福島の甲状腺被曝量も、「県民健康管理調査」資料を見ると数値が違っている。放射線医学総合研究所の「東京電力福島第一原子力発電所事故における初期内部被ばく線量の推計結果」によれば、「福島県民全体の甲状腺預託等価線量は中央値として10ミリシーベルト未満であり、比較的高い地域においても90パーセンタイル値は30ミリシーベルト程度と推計された」と書いている。「ほとんど全員の被ばく量が1ミリシーベルト以下」という数値は出てこない。

そして「今回、18歳以下の子供においての甲状腺超音波検査のスクリーニングを開始したら、甲状腺癌が、症状がない子供においてさえも、大きく増加しました。私達が直面しているこの困難は、放射線のせいではなく、このような医療検査をしているという事実のせいなのです」と述べている。これはわかりにくいが、後に大人になって甲状腺がんを発症したであろう人々を、小児の時点で調査してしまったために発見してしまったのであって、放射線の影響で増えたのではないと考えているということだ。

山下氏は米国での講演の最後に、「これは最も難しいことなのですが、一般市民とどのようにコミュニケーションを取り、一般市民をどのように放射能と放射線恐怖症から守るかということも大切です」と述べている。だから福島県では「こころの健康度・生活習慣に関する調査」がなされ、放射線という物理的な危険性ではなく、人々の放射線恐怖症の問題にすりかえている。チェルノブイリについても「心理社会学的および精神的影響が多大であった」としている。

先入観を排除して見ると、「100万人に1人か2人」という小児甲状腺がんが、3万8000人余の中から3人（細胞診で疑われている7人を加えると10人）も発生することは統計的に有意だ。そこは甲状腺がんを増加させる放射性ヨウ素が降り注いだ地域だ。この因果関係を否定するために無理なデータに無理なロジックを重ねているように思えるのだが、どうだろうか。こんな調査より半年ごとの検査を続け、治療を優先すべきだ。しかし福島県は逆に、全国の甲状腺専門医に対して「再検査は必要ない旨を説明してほしい」と文書を出し、そのため福島県で被曝した患者の検査を断る医療機関すら出ている。

この後どれほどの事態が訪れるのか「誰もわからない」のではなく、誰も本当のことを知らされていないだけではないのか。

＊1　福島県「県民健康管理調査」検討委員会

http://wwwcms.pref.fukushima.jp/pcp_portal/PortalServlet?DISPLAY_ID=DIRECT&NEXT_DISPLAY_ID=U000004&CONTENTS_ID=24809

＊2　米国放射線防護協会　第49回年次大会「福島原子力発電所事故と総合的健康リスク管理」山下俊一　２０１３年３月11日　米国メリーランド州ベセスダ

平沼百合「山下俊一の3月11日英語基調講演の完全書き起こし、および和訳」

http://fukushimavoice.blogspot.jp/2013/04/311.html?m=1

内部被曝は桁違いのダメージを与える

外から放射線を浴びる外部被曝も体に被害を与えるが、体の内側に入って内側から放射線を浴びせる内部被曝の場合には全く違った被害を及ぼす。とても大事なことなので、まずは箇条書きにしておきたい。

1．体の中からの〝ウニのトゲ〟は、外からなら問題にならないアルファ線、ベータ線のほうがガンマ線より大きな被害を与える。ガンマ線がピストルの弾だとしたらアルファ線、ベータ線は爆弾のようなもの。

2．セシウムはガンマ線だけでなく、ベータ線を三回出す（**第2章図2**）。同様に「崩壊」（第2章参照）するときの〝トゲ〟は今評価されているものだけではない。たとえばストロンチウムは、ベータ線を出してイットリウムになり、さらにベータ線を出してジルコニウムになって安定する。ダメージはイットリウムのベータ線の方が大きい。その被曝分を考えないと過小評価になる。

3．自然界の〝ウニ〟（自然界の放射性物質）は体内に溜まらないが、人間が作った〝ウニ〟（人工の放射性物質）は「栄養」と勘違いされて体内に溜まる。

4．体内の溜まる場所は〝ウニ〟（放射性物質）の種類によって異なる。

5．自然の〝ウニ〟は体内からすぐ排泄されるが、人間が作ったウニは体内に溜まってなかなか排泄されない。

6．体内からの被曝はすぐ近くから被曝させられるので、ダメージが大きくなる。しかも薄く少しずつ、長期にわたるため、ダメージが大きくなる可能性が高い。

上記の特徴を考えると、「内部被曝は外部被曝とはぜんぜん違う」、「桁違い」と言われる理由がおわかりになるのではないだろうか。

放射性物質の種類と被害

前項の「4」で「溜まる場所は〝ウニ〟の種類によって異なる」の意味を知っておこう。人工的な〝ウニ〟には限りなくたくさんの種類があるが、数秒で〝トゲ〟を出して（放射線を出して）消えてしまうものならほとんど問題がない。逆に重くて大きなウランや超ウラン元素などは、一般的に〝トゲ〟を出して安定化するまでにとても長い時間がかかる。プルトニウムは中性子と陽子合わせて23

8個もあって巨大で、トゲを出して半分に数が減るまでに2万4000年かかる。これを半減期という。巨大なものの多くはアルファ線を出し、中性子と陽子を二つずつ減らして安定的な鉛に向かっていく。

アルファ線は1センチも飛ばないし、皮膚も突き抜けないから、ほぼ内部被曝のときにだけ問題になる。ただし元素というのはとても小さいということに注意が必要だ。今回の福島原発事故で漏れ出した放射性物質の量は、全部の合計でも数百グラムほどの重さにすぎない。豚肉を買うときのグラム数でこれだけの被害が出るのだ。外にあるからといって体内に入らないとは限らない。呼吸でもホコリでも舐めても食べても、計れない重さでも十分に危険な量が体の中に入り込んでくるからだ。

今回の原発事故でたくさんの放射能が飛び散っているが、化学反応をほとんどしないので、体内に入ってもすぐ出て行くもの、瞬時に安定化したもの、量的に少ないもの、などを除くと、問題になるのは以下のものと言っていいだろう。**ヨウ素**、**セシウム**、**ストロンチウム**、**プルトニウム**の四つだ。それぞれの性質と集まる場所を次に書くとこうなる。

ヨウ素——半減期は短いが……

半分に減るまでの半減期は8日。半減期を10倍すると約1000分の1に減るので（2分の1の10乗は1024分の1）、80日後には1000分の1以下になっていた。新たなヨウ素が発生するには核分裂が必要で、その後は核分裂していないか、していたとしてもほんの少量にとどまっているはずだ。核分裂した時には中性子線が出るので検出される。半年以上経って検出されたものがあったのは、医療用に使われたものが不法に流されたり、患者から排泄されたりしたものと考えられ、二年半後の時点でも検査している自治体もあるが、すでに安定化してしまっているのでほとんど意味がない（**図2**）。

気体なので事故直後に飛んできて呼吸から体内に入り込む。体内に入ると甲状腺に集中して集まる。そこで次々にトゲ（放射線）を出して安定化するので、甲状腺を内部被曝させる（**図3**）。東京都の発表では（**第2章図9**）、そのとき東京にいた人々は、最初の半年間にそれぞれ1000ベクレルを摂取してしまっている。

ヨウ素は自然界には希少なものなので人間や動物は競って吸収してしまうが、甲状腺に十分なヨウ素があると吸収されずに体外に排泄される。だから「ヨウ素剤」を飲むのが事故直後の対策として重要だ。ところが首長の判断で、独自に配った例外的な自治体（福島県三春町）の他はそのままだった。福島県では、独自に配った三春町の近隣の自治体の住民から配布の要請があったが、福島県は逆に独自に配った三春町に回収を命じて、要請を断っている。この程度の被曝量なら配布しなくても問題ないとしたせいで、この章の最初に紹介したような被害が生じていると言えるだろう。

ヨウ素は海藻に多く含まれ、特に「とろろ昆布」に多い。知っていた人たちは海藻を食べるようにしたが、医療機関の一部は「副作用が出る、そっちの方が危険だ」と言って控えるようにさせた。ところが後になって、「ほとんど副作用の心配はない」と公表された。「自分で判断しなければならない」ということがこの出来事の教訓だ。チェルノブイリ事故では、ヨウ素の服用に大きな効果があることが認められていたのに、現地調査したはずの御用学者たちは「日本人は海藻を食べているからヨウ素に不足はない、チェルノブイリは内陸だったために最初から不足していた。甲状腺がんはそのせいで発生した風土病のようなもの」と言っていた。そしてこの被害だ。

[図 2] ヨウ素131の半減期による減衰（単位：経過日数）

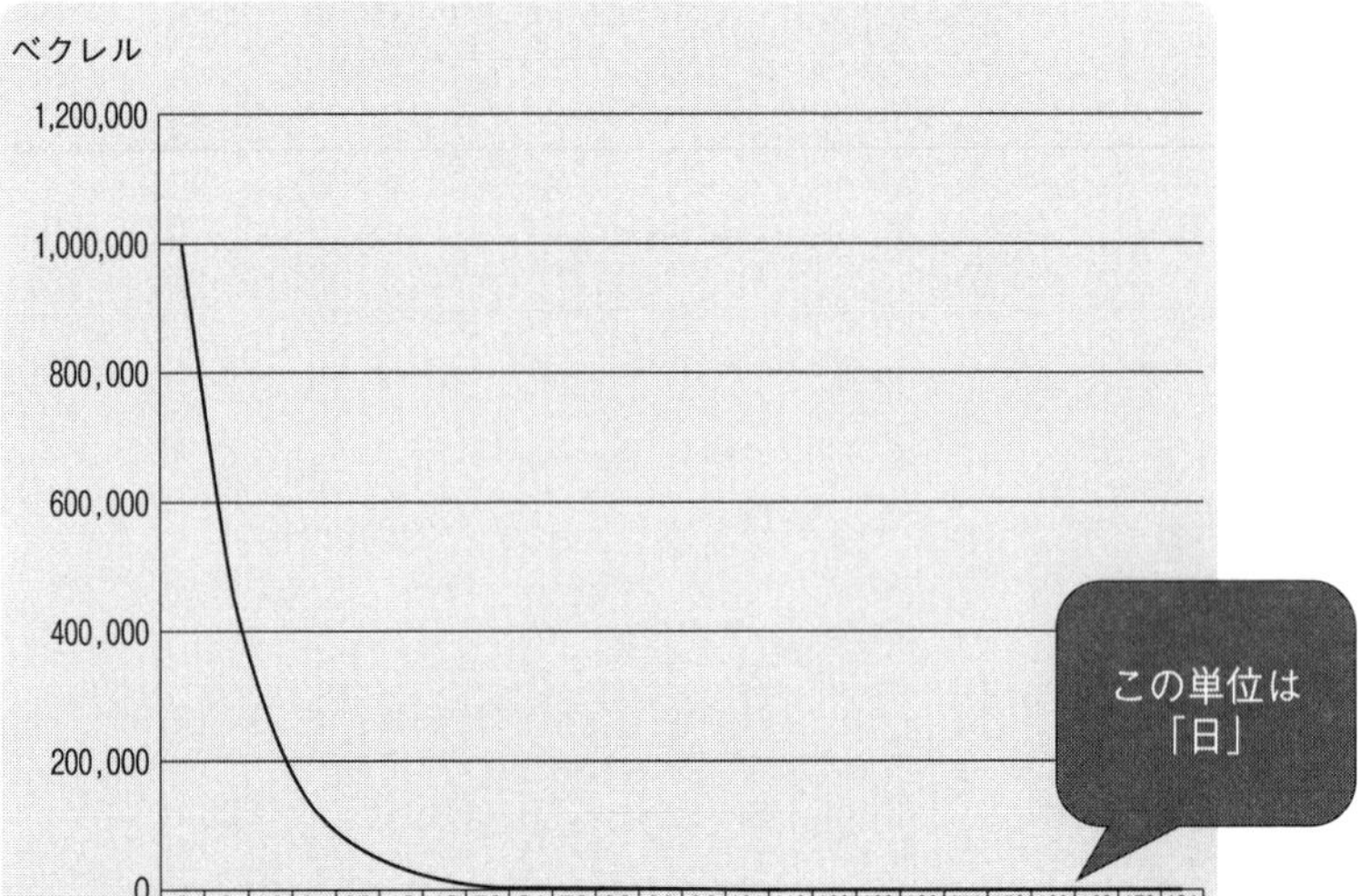

	0	8	16	24	32	40	48	56	64	72	80	88	96	104	112	120	128	136	144	152	160	168	176	184
―系列 1	1,0	500	250	125	62,	31,	15,	7,8	3,9	1,9	976	488	244	122	61.	30.	15.	7.6	3.8	1.9	1.0	0.5	0.2	0.1

[図 3] ヨウ素は気体で飛んでくると、甲状腺に集中して被曝させる

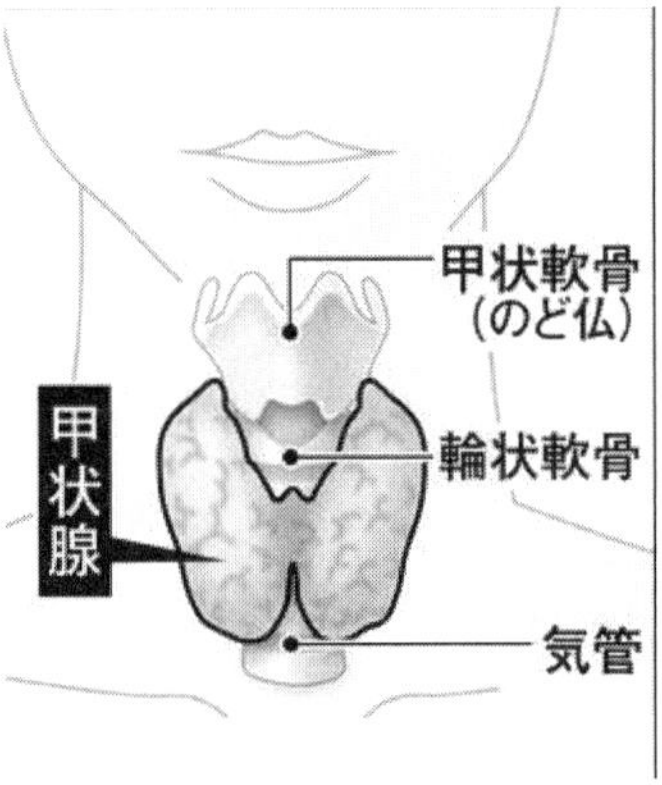

ヨウ素の半減期は短いから、現在の「のう胞」や甲状腺がんの発生は、事故から時間の経った現時点のヨウ素のダメージではない。事故直後の被曝がもたらした被害だ。体内の甲状腺の細胞核の中の遺伝子がダメージを受け、それが広がって現状の「のう胞」や甲状腺がんをもたらしている。すでに甲状腺がんも発生してしまったが、これも事故以前の山下氏のデータによれば「チェルノブイリ事故の翌年から発生している」としているのだから、「早すぎるから福島事故のせいではない」とは言えない。

2012年5月19日、第三次の調査結果の前の時点で、北海道深川市立総合病院内科部長松崎道幸氏により出された「意見書」には、以下のように書かれている。

1．内外の甲状腺超音波検査成績をまとめると、10歳前後の小児に「のう胞」が発見される割合は、0・5～1％前後である。

2．福島県の小児（平均年齢10歳前後）の35％にのう胞が発見されていることは、これらの地域の小児の甲状腺が望ましくない環境影響を受けているおそれを強く示す。

3．以上の情報の分析および追跡調査の完了を待っていては、これらの地域の小児に不可逆的な健康被害がもたらされる懸念を強く持つ。

4．したがって、福島の中通り、浜通りに在住する幼小児について、避難および検診間隔の短期化等、予防的対策の速やかな実施が強く望まれる。

5．以上の所見に基づくならば、山下俊一氏が、全国の甲状腺専門医に、心配した親子がセカンドオピニオンを求めに来ても応じないように、文書を出していることは、被曝者と患者に対する人権蹂《じゅう》躙《りん》ともいうべき抑圧的なやり方と判断せざるを得ない。

ただし甲状腺がんに全員がなるわけではないし、甲状腺がんは比較的予後の良いがんなので、致死率は低い。早めの検査が重要なのに、それを妨げていることが問題だ。

セシウム──現在最も要注意

セシウムは、現在、最大に気を配るべき放射性物質だ。汚染した範囲も広く、東北・東日本一帯に広がっている(＊1)。セシウムはカリウムと性質が似ているので体内に摂取される。福島県内では、たとえば相馬市の小中学生の内部被曝データがセシウム137で平均で体重1キロあたり7ベクレルあったが、これを原発推進派は「体内に常時ある(自然放射能の)放射性カリウム40と比較して内部被曝量はいずれも非常に少ない」と言っている。確かに放射線のダメージそのものに違いはないが、カリウムは約30日間で半分が排泄されるが、セシウムは体内に集められてしまう。体内から半分の量が排泄されるまでに70日から100日とされている。これを「体内半減期」と呼んでいる。

一方の物理的半減期はセシウム134が2年、セシウム137が30年となっている。したがって1000分の1になるにはセシウム134が20年、セシウム137が300年となる。両者を合わせてその減り方をグラフにしたのが**図4**だ。今、二年経って、福島で「セシウムのレベルが4分の3に下がった、除染の効果だ」と記事に書かれていたりするが正しくない。セシウム汚染の半分ほどが134なので、そのセシウム134は2年経てば半分に減る。現時点で4分の3になったというのは除染

［図 4］ 福島第一原発事故のセシウムはいつ消える？

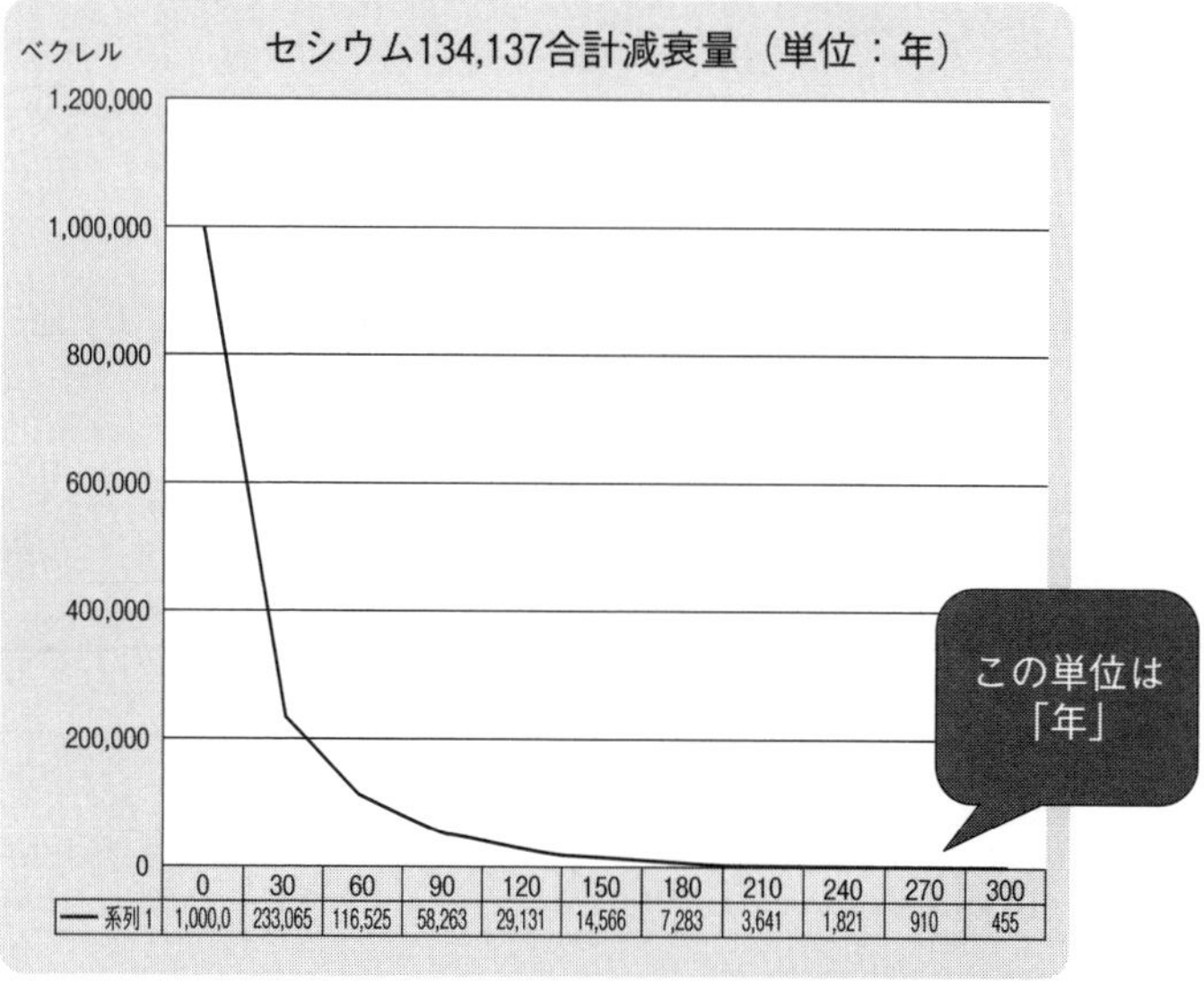

	0	30	60	90	120	150	180	210	240	270	300
― 系列 1	1,000,0	233,065	116,525	58,263	29,131	14,566	7,283	3,641	1,821	910	455

の効果ではなく、ただの半減期の結果だ。それだけの数字ならむしろ除染に効果がなかったことを証明してしまっている。

セシウムは体内で筋肉に集まりやすく、心臓や子宮に集中する。他にも腎臓・肝臓・膀胱・甲状腺・生殖器など、あちこちの臓器に広がり、そこから内部被曝させる。特に心臓は細胞の入れ替わりが少ない器官なので、ダメージを受けても再生されない。そのため心筋梗塞や不整脈などを発生させる。生殖器に集まりやすく、人口の減少を招くばかりか、『チェルノブイリ・ハート』というドキュメンタリーがあるように、心臓にダメージを与え、先天性の左右心室壁の心内膜の欠損を招くこともある。

そして今、汚染の高い地域ではじわじわと心臓病などが増えている。チェルノブイリの汚染を最も強く受けたベラルーシでは、死因の最大要因となっている。福島では母数が大きくないことと、きちんと統計されていないために統計の揺れとみなされることもあるが、私はセシウムの影響が出ているのだと思っている。

自然放射能のカリウム40は半減期13億年ほどで、ほとんどがベータ線を出してカルシウムになって安定化する。ところがセシウムの崩壊では、**第二章の図2**で示したようにベータ線3回とガンマ線1回のトゲを出す。ベータ線は体内で発せられても体外で測定できるのはごく一部になる。そのせいか、セシウムのベータ線被曝の部分のダメージが一切評価されていない。

ちなみにセシウムとヨウ素では、わずかながら流れ出た方向と沈着した場所に違いがある。ヨウ素は福島第一原発を中心にやや北西の福島市方向中心に、セシウムは特に福島県の中通り方向（北西方向に流れた後に南下）に流れている（**＊2**）。

[図 5] 福島第一原発事故のストロンチウムはいつ消える？

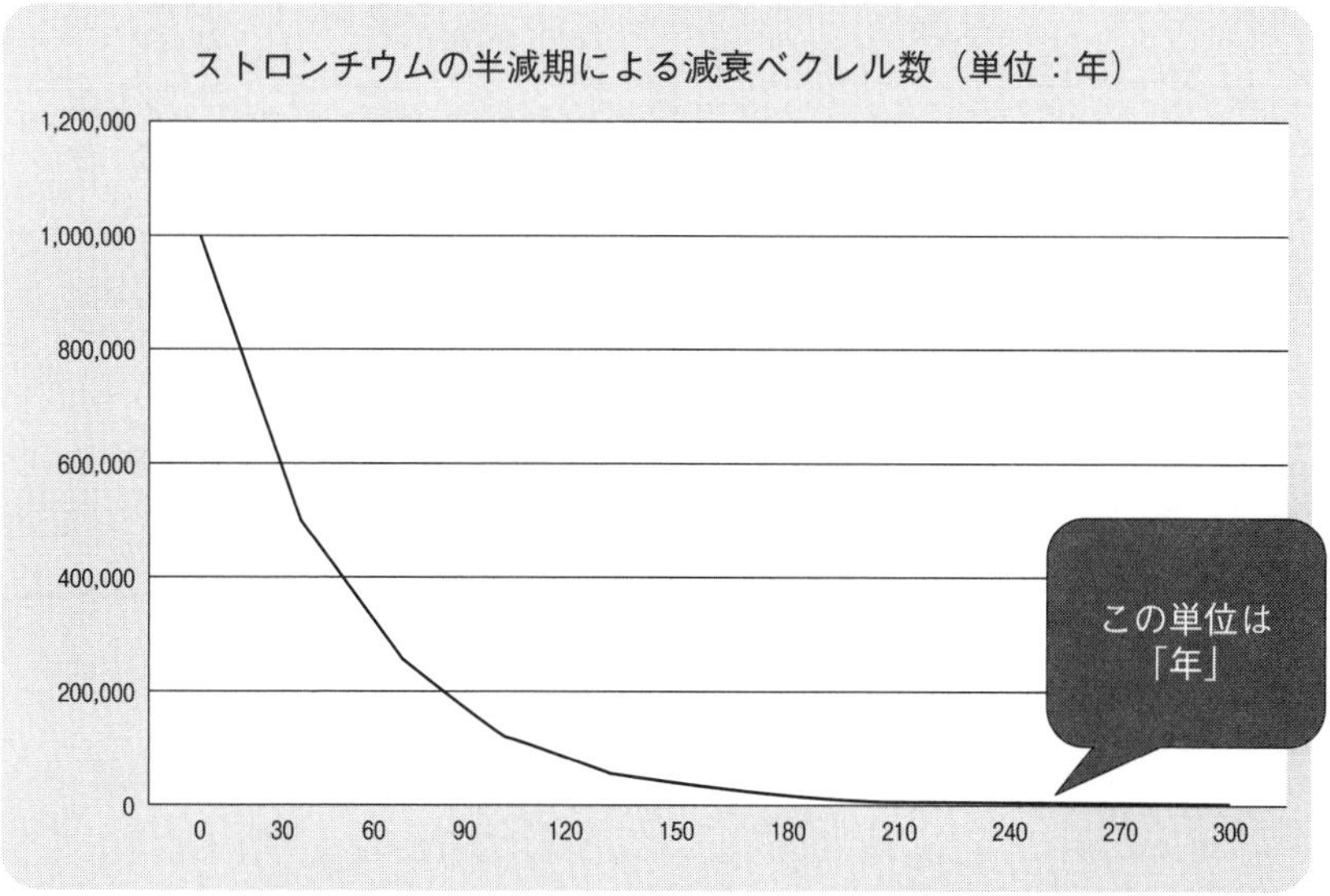

＊1　早川由紀夫氏の地図「福島第一原発事故の放射能汚染地図」
http://blog-imgs-51-origin.fc2.com/k/i/p/kipuka/0810A.jpg
＊2　福島第一原子力発電所から放出された放射性物質の大気輸送沈着シミュレーション「独立行政法人国立環境研究所」ホームページより）　http://www.nies.go.jp/shinsai/1-2.html

ストロンチウム──検出が難しい危険な物質

ストロンチウムは微量だが放出されている。食べてはいけない危険な放射性物質だ。というのは物理的半減期は約30年、とセシウムと同等だが、体内半減期（生物学的半減期）が49・3年とされているからだ。セシウムが70日から100日で半分は体外に出ていくのと比べて、とんでもなく長い。49年経っても食べた量の半分しか減らず、体内に残っている。その後に食べた分もどんどん蓄積していくので、一生排出されないのと同じだ。その理由はストロンチウムはカルシウムと性質が似ているので、骨に蓄積されるためだ。そこから放射線を出すために、白血病など血液のがんや骨肉腫の原因になる。

ストロンチウムはベータ線しか出さないので検出が難しい。ただし今回の原発事故では大気中の汚染はさほど大きくなく、地域が限定的だとされてきた。しかしアメリカのエネルギー省が調査したデータと突き合わせてみると、両者の数値が大きく異なっていることに気づいた。日本の文部科学省発表のデータでは、陸上でのストロンチウムの汚染は、セシウムの1000分の1程度とされ、福島原発から北側と北西方向のみが高いとされてきた（**図8**）。

しかしアメリカ・エネルギー省のデータでは、ほぼ同じ2011年4月の調査時点で、セシウムを

【図6】2012年9月12日「文部科学省による、①ガンマ線放出核種の分析結果、及び②ストロンチウム89、90の分析結果（第2次分布状況調査）について」より

ストロンチウム90の測定結果
（第2次分布状況調査の結果に第1次分布状況調査の結果を追加）

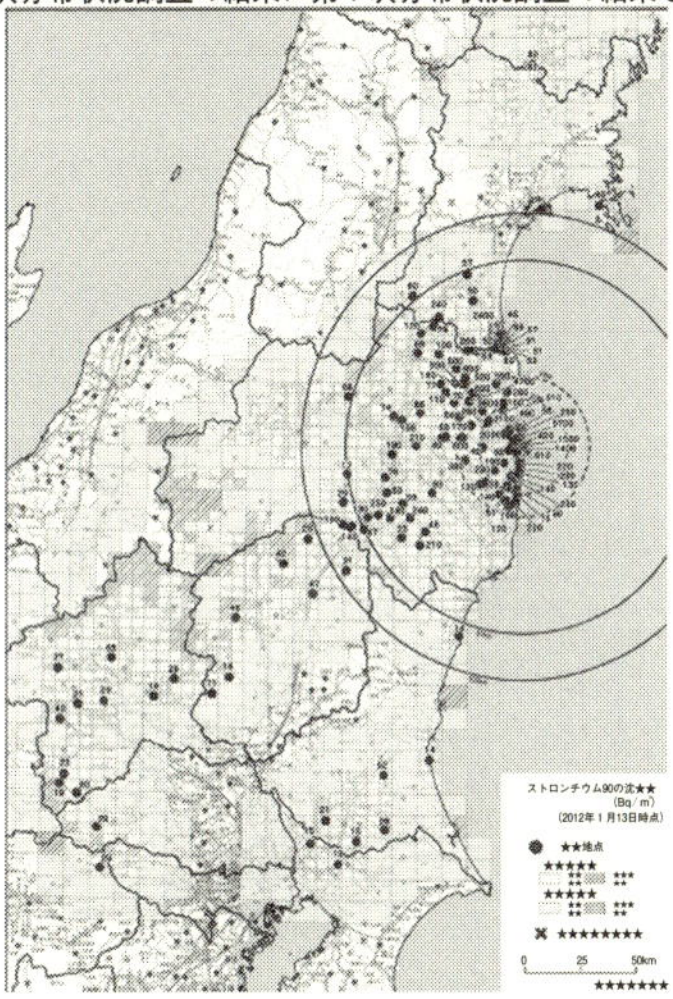

1とした場合のストロンチウム89の比率が50・8%、ストロンチウム90の比率が16・8%となっている。しかもその調査された範囲は広く、福島県だけでなく、茨城県、神奈川県、群馬県、千葉県、栃木県、宮城県、山形県の全体合計で、その比率になっている（＊1）。これはそれまで聞いてきた話と全く異なる。

　ストロンチウムの恐ろしさは体内半減期が49・3年と長すぎるために、体内から排出されない点にある。ストロンチウム89は物理的半減期が50日程度と短いので、すでにほとんど存在しなくなっているが、ストロンチウム90は半減期が約30年あるので今後もなかなか減っていかない（**図5**）。しかもそれが文部科学省の発表した（**図6**）、「全体ではセシウムの汚染量の1000分の1程度で、福島第一原発から北西方向にストロンチウムの比率が高いエリアがある」のではなく、「各地にセシウムの16・8%の比率で広がっている」のであれば対策が異なる。

ストロンチウムはカルシウムに性質が似ているので、汚染の高いエリアの乳製品は生物濃縮されている可能性があると考え、セシウム汚染されているものはストロンチウム汚染もあるものとして対処しなければならない。ストロンチウムは一度体内に入れると出ていかないのだから、一切摂取しないことが必要だ。大きく見るとセシウムよりは生物濃縮度が低いので、セシウム汚染を目安に避けることが大事だ。ストロンチウムは陸以上に、海に膨大に放出されているようで、海上保安庁が調査した範囲では、どこの海域でもほぼセシウムの3割から5割となっている（**図7**）。セシウム汚染されている魚は、その半分程度がストロンチウム汚染しているものと想定したほうがいいだろう。ただし骨格部分では、セシウムを超える濃縮を起こすので、骨ごと食べないこと、煮汁まで食べないことが大切になる。

このアメリカ・エネルギー省と日本の文部科学省発表データとの齟齬は、私たちの健康被害に対して、とても重大な問題だ。ここでは大事をとってより深刻なアメリカのデータで説明したが、正確な第三者データが必要だ。

＊1　アメリカ・エネルギー省　２０１１年フクシマ事故データと文書
http://energy.gov/downloads/us-doennsa-response-2011-fukushima-incident-data-and-documentation
そのまとめ　kokikokiya 氏作成のブログ「原発はいますぐ廃止せよ」
http://pfx225.blog46.fc2.com/blog-category-11.html

プルトニウム——半永久の汚染に

プルトニウムも微量だが放出されている。半減期が2万４０００年あるので人類からすればほぼ永

[図 7] 海洋汚染

2012年 4 月24日、海上保安庁、外洋海域における放射能調査結果について

- ストロンチウムがセシウムの半分弱程度ある。
- これは予想外の汚染値。

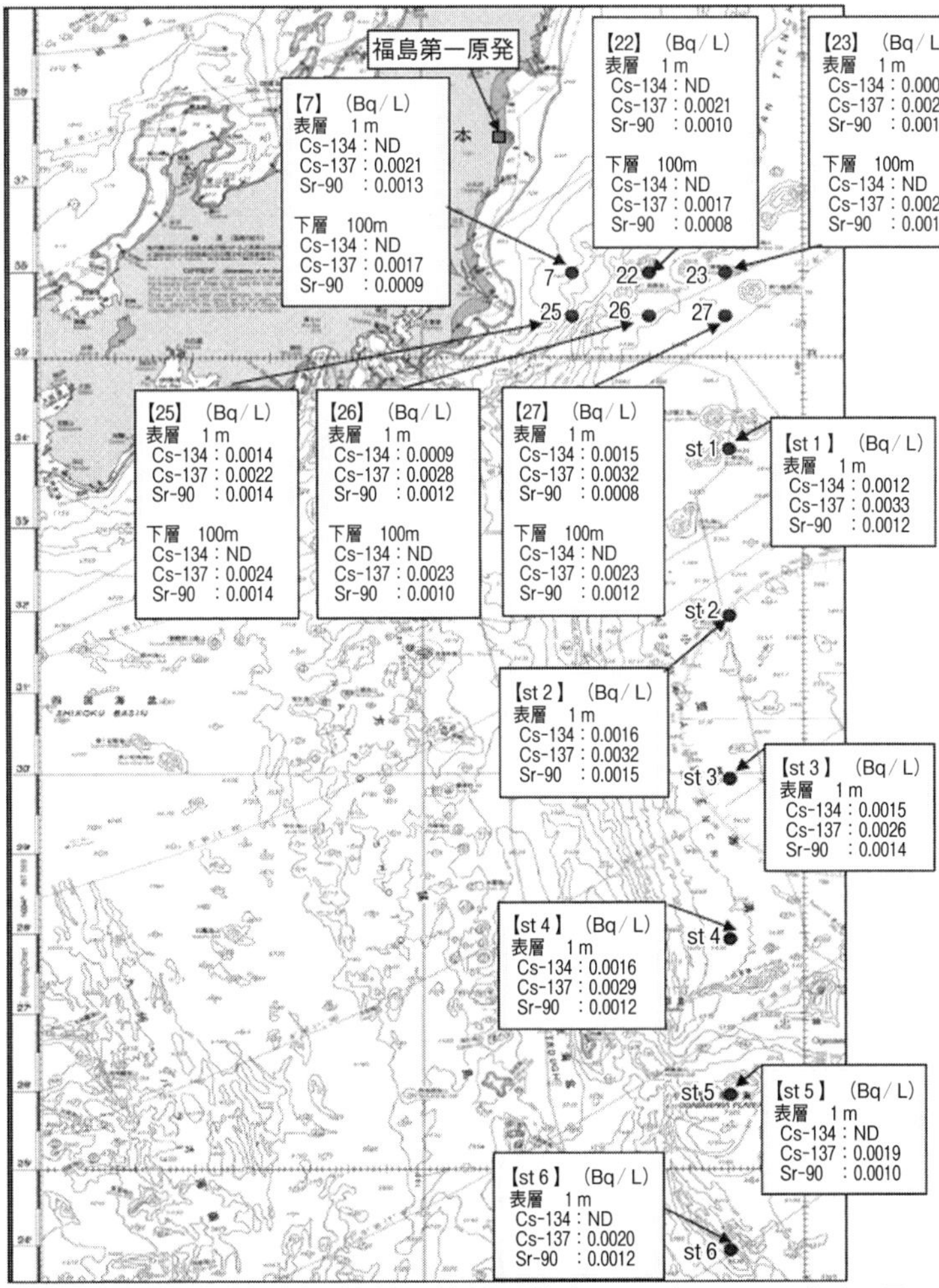

※ ND は、海水の放射能濃度の検出値が検出限界値（Cs-134が0.0005Bq／L）を下回ることを示す。

久の汚染になる。減らないと考えたほうがいい。「飲んでも大丈夫」などと御用学者が言っていたが、これはトリックだ。飲食した場合には被害は大きくなく排泄されるが、呼吸で肺に吸い込んだときにはとても大きな被害を及ぼす。肺には腎臓や肝臓のような毒消しの作用がなく、排泄されることもなく、そのまま血に乗って体を駆け回ってしまう。しかもアルファ線なので、ガンマ線などとは比較にならない被害を与える。同じ粒子線でもベータ線の光子などとは桁違いに大きい。呼吸で体内に入れた場合の半数致死量（半数が死ぬ量）はわずか0・26mgで、経口摂取の場合と4423倍も違う。

プルトニウムが出すアルファ線は、外部からなら皮膚表面で止まるが、体の内側から撃たれると爆弾のように周囲の細胞を破壊する。肺や骨、肝臓や生殖腺に蓄積し、ところかまわず発がんさせたり遺伝影響を起こしたりする。

政府の発表によれば、プルトニウムの地表での汚染は**図8**のようになっている。汚染値の高い部分は福島原発から20キロ以内と西側と南側になっている。

イギリスのセラフィールドにある再処理工場からは、プルトニウムが放出された。その地域では家庭内の掃除機からもプルトニウムが検出されている。その理由はプルトニウムを吸着した海藻類が海辺に打ち上げられ、乾燥してホコリになって舞ったものと考えられている。それを吸い込むことがどれほど危険か。しかもプルトニウムは水に溶けにくい性質を持っている。海に流されたプルトニウムは水に溶けにくいために泡に集まる。その泡が立つのが波打ち際で、しかも肺に吸い込まれると危険になる。ということは、サーファーが危険になる。病気になるまでの期間が長いので（10年から30年以上）、気づきもしないかもしれない。

[図 8] 検出されたストロンチウム、プルトニウムの値

＊割愛掲載しています。データ元は文部科学省
以下の PDF ファイルをご覧下さい。大元の URL は消されました。
http://i36.jp/pr/Pr238_St90map.pdf（平成23年 9 月30日発表データ）

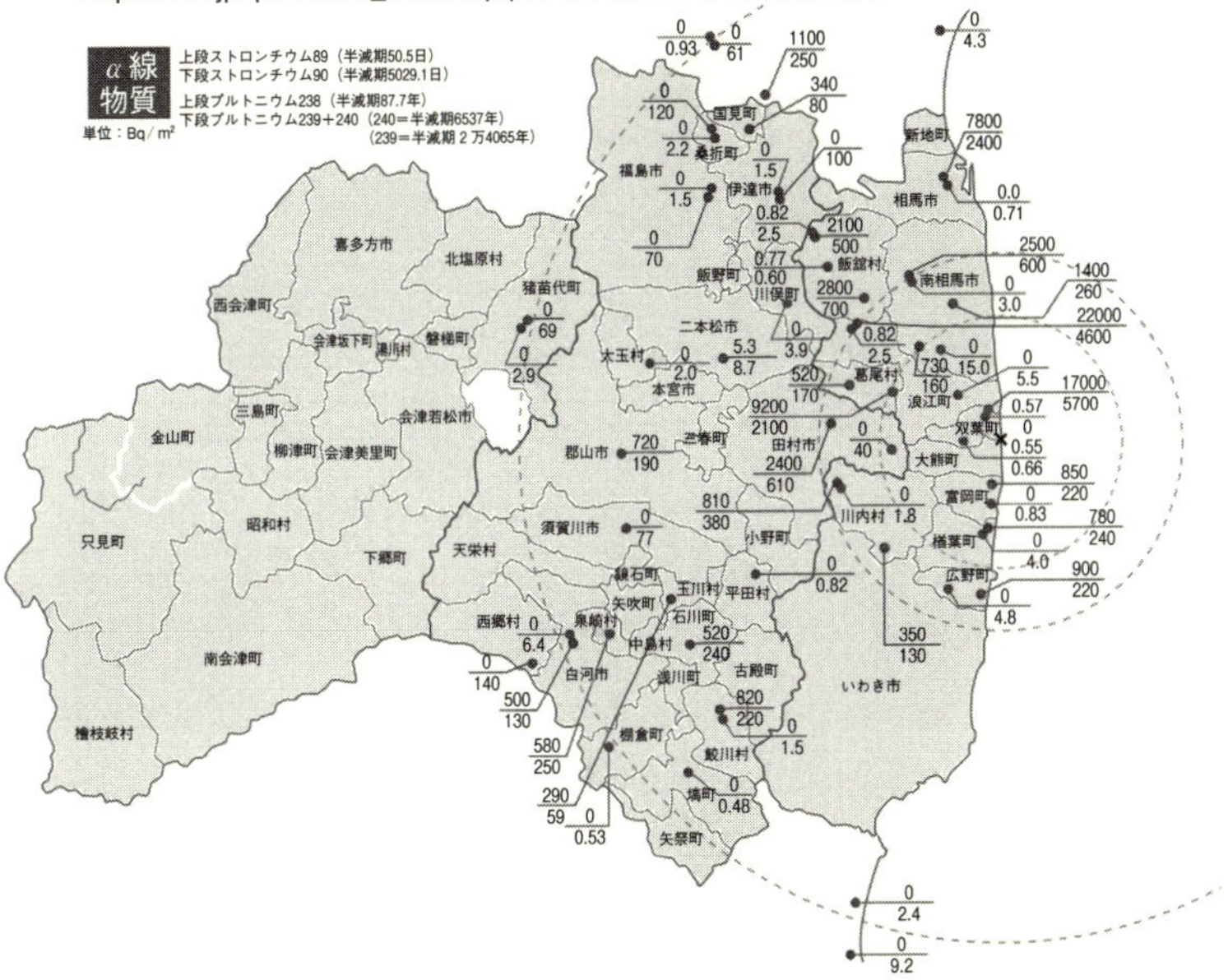

被曝の影響の違い

地球はかつて不安定な放射性物質の塊だった。あらゆる物質が余分なエネルギーを放射する放射性物質で、それが時間の経過とともに安定化してきた。たとえば先ほどのセシウムに似た性質のカリウムは、13億年でやっと半減するだけなので、地球誕生時から8分の1にしか減っていない。生命は誕生したばかりの地球には生きられず、放射線が減ったおかげでやっと生きられる環境になったのだ。その中で進化してきた生き物たちは、放射線を持つ自然放射線核種を集めず、同量だけ排泄していく機能を持つに至ったのだろう。もし放射能を出す物質を集める生物

がいたとしたら、生き残ることができなかったはずだ。

　だから自然放射能に対しては、内部被曝を極力避けるために濃縮もしなければ、体内に蓄積することもしない。しかし地球上の生命がまるで知らなかった人工放射能を、人間が原子力のエネルギーで作り出してしまった。生命は人工放射能を知らず、栄養と間違えて集めてしまうのだ。このことが大きな違いを生じている。

　また被曝して遺伝子を傷つけられたとしても、もし体全体にまんべんない状態であれば免疫力によって補修される可能性が高いだろう。しかし体の一部で何度も同じ場所を壊されたら補修が追いつかず、補修のミスが発生するだろう。その部位が皮膚や毛髪、手足の筋肉というような消耗品のように変わる部位であれば問題は少ない。しかし臓器のような「肝腎」な場所の機能を奪われたらその人間は死ぬしかなくなってしまう。内部被曝では、人工放射性物質が特定の臓器に集中して被曝させることが大きな問題になる。

　被曝のダメージは外部被曝より内部被曝の方が大きく、内部被曝ではアルファ線が一番ダメージが大きく、次にベータ線で、これはガンマ線よりも格段に大きい。その被害の与え方は「電離放射線」と説明したとおり、電気的な影響で他の分子から電子を弾き飛ばして遺伝子を切断してしまったり、イオン化した原子が他の分子から電子を奪ったりして、イオン化を広げてしまうのだ（イオン化すると、足りない電子を補おうとして周囲から電子を奪ったりするので、分子のつながりを次々と破壊する）。放射線が直接遺伝子を切断する以外に、電気的に励起（励起とは分子や原子が過剰なエネルギーを受け取ったために、本来の軌道を外れたりする現象）されてしまった対《つい》にならない状態の原子や元素を「フリーラジカル（遊離基）」といい、それによって遺伝子が傷つけられる。

ところがこの反応は、同じくフリーラジカル反応している原子や分子にぶつかると共有結合して消滅する。フリーラジカルは生体内でも免疫機能の中で使われている手段でもあるが、劇薬のような影響を与える。放射線によって生まれたフリーラジカルは、他のフリーラジカルとぶつかると共有結合して安定化するのだ。

ということは……。もし大きな被曝を一時的にした場合には、フリーラジカルがたくさん生じることになるので、共有結合して消えるために被曝の影響は広がりにくい。これを「混んだナイトクラブ効果」と呼んでいる人もいる（混んだナイトクラブのように互いにぶつかりあうと安定化する意味）。むしろ「空いたナイトクラブ」のほうが、互いにぶつかり合わないのでずっとフリーラジカルの影響が継続して大きくなることになる。したがって、莫大な被曝を一時的にするよりも、時間をかけて時々被曝する場合の方がダメージは大きくなると考えられる。この反応は内部被曝により出やすく、しかも低線量を持続的に受ける方がダメージが大きくなることを示している（＊1）。

こう考えてみると、体内の特定の臓器に時間をおいて持続・反復的にダメージを与える内部被曝は、外部被曝とは比較にならないダメージを及ぼすことになるだろう。

＊1 「僕と核」8．スターングラス博士インタビュー http://www.e22.com/atom/page08.htm

第4章

チェルノブイリの現実から考える

チェルノブイリの8割の子どもが慢性疾患

「放射線影響協会」は、第二章で紹介したアメリカの「ＡＢＣＣ（原爆傷害調査委員会）」という放射能被害を調査するためだけの組織が改変されてできた「放射線影響研究所」の敷地内に設立されている。そこは放射線影響研究所の理事長だった長瀧重信氏が理事を務める元・文科省下の公益財団法人だ。そこの金子正人顧問が「チェルノブイリ20年の真実、事故による放射線影響をめぐって」（＊1）という文章を日本原子力学会誌（２００７年 Vol.49）に書いている。

「事故の影響とされる健康障害の原因は放射線そのものではないことが明らかになりつつある」とし、「おわりに」では、チェルノブイリ原子力発電所の幹部の言葉を引用している。「放射能についてネガティブな情報を人々に与えないなら、事故の影響を軽減させることができる。影響の大部分は心理的なものだ」。「チェルノブイリ事故の放射線による直接的な影響は、時間的にも空間的にも限られたもの」で、「深刻な精神的、心理的な健康障害をもたらしているものは、微量放射線に対する恐れと、事故後の社会的、経済的な要因と思われる」と結論づけている。

一方、徹底的なデータ調査をした本『チェルノブイリ被害の全貌』（＊2）では、徹底的なデータとともに放射能の被害について描いている。同書の中に、旧ソ連が下した「命令」が書かれている。

「……被曝したあと入院措置を受けたが、退院時に急性放射線障害の徴候もしくは症状がないと特定された個人に対しては、「自律神経循環器系失調症」という診断を下すこと（１９８６年5月21日付書簡　ソ連公共保健省第一次官からウクライナ保健省へ宛てたもの）」

急性障害があった人以外を「自律神経循環器系失調症」としたのだから、「深刻な精神的、心理的な健康障害」とされるのも当然だ。第3章冒頭で紹介した山下氏が「精神的影響が多大であった」と述べたように、「病気の発生より放射能恐怖症のほうが問題だ」というのも、この意図的なデータの改ざんから生まれている。しかもＩＡＥＡ、ＩＣＲＰなどの原発マフィア（日本ではよく「原子力ムラ」と呼ばれるが、国際的には「原発マフィア」と呼ぶのでそちらにする）は、当時の放射能汚染データを隠しておきながら、今になって論文を否定するのに「放射能汚染レベルがはっきりしない」と言っているのだ。

一方で、チェルノブイリ原発事故でひどく汚染されたベラルーシ、ロシア、ウクライナの中で、最も民主的なウクライナだけは事故後の疾病発生数についての統計を発表している。ウクライナ政府（緊急事態省）報告書『チェルノブイリ事故から25年 "Safety for the Future"』というものだ（＊3）。その中に「被曝した親から生まれた慢性疾患のある子どもと健康な子どもの比重の事故後の期間における変動」のグラフが載っている（図1）。実に約８割の子どもが慢性疾患に罹っている。また、こちらもウクライナだが、放射能の影響を受けた地域の健康な子どもと慢性疾患のある子どもの割合が載っている（図2）。２００３年時点で約８割の子どもが慢性疾患を患っている。

２０１２年9月に「チェルノブイリ視察ミッション」として出かけたＮＰＯ「ふくしま支援・人と文化ネットワーク」のウクライナ・ナロジチ地区の報告がある。

セシウム１３７が55万５０００Bq／㎡以上（現地では強制移住区域）が20％、セシウム１３７が18万５０００～55万５０００Bq／㎡（現地では任意移住区域）が41％、広さは飯舘村と福島市を合わせた程度で、汚染レベルもまた同程度だ。

「保育園の先生に聞いたら、子供たち全員が病気、それも複数抱えているんです。それも全員が複数抱えているという事を聞いた時に愕然としました。それも目の障害、心臓、あとは免疫低下が非常に大きい」

「公立の中央病院にも行きまして、その副院長先生にもお話を聞いたら、この地域には１０００人の子ども達がいるけれど、１０００人が全員病気を抱えている」

「今までもチェルノブイリ周辺では８割の子どもが病気だとは聞いてきましたが、８割は10年前の話で、今は10割が病気というのが現実のようです」と述べている（＊4）。

このような全く異なる評価の前に私たちは立ち尽くしている。

＊1　「チェルノブイリ20年の真実、事故による放射線影響をめぐって」　金子正人（放射線影響協会）著　http://www.aesj.or.jp/atomos/popular/kaisetsu200701.pdf

＊2　65頁参照。

＊3　ウクライナ政府（緊急事態省）報告書『チェルノブイリ事故から25年 "Safety for the Future"』より　２０１１年4月20～22日、チェルノブイリ25周年国際科学会議資料。http://archives.shiminkagaku.org/archives/csijnewsletter_010_ukuraine_01.pdf　『市民研通信』第9号通巻１３７号、２０１１年10＋11＋12月「チェルノブイリ被害調査・救援」女性ネットワーク翻訳資料より。

＊4　南相馬市、大山こういちのブログより　http://mak55.exblog.jp/16851912/

チェルノブイリ原発事故後の人口

世界的に原発を建てるときは、たいていは国境線沿いに建てる。デンマークに出かけたときに、海

［図１］ ８割の子どもが慢性疾患に（ウクライナ）

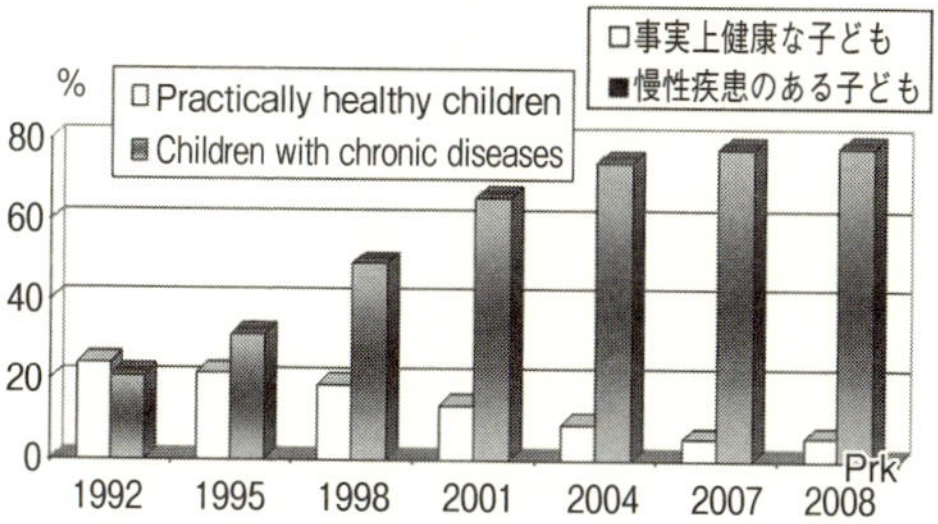

被曝した親から生まれた慢性疾患のある子どもと健康な子どもの比重の事故後の期間における変動（〝ウクライナ医学アカデミー放射線医学研究センター〟のデータ）

ウクライナ政府（緊急事態省）報告書『チェルノブイリ事故から25年“Safety for the Future”』より（2011年４月20〜22日、チェルノブイリ25周年国際科学会議資料）
http://archives.shiminkagaku.org/archives/csijnewsl etter_010_ukuraine_01.pdf

［図２］ ウクライナの放射能の影響を受けた地域の子どもの健康調査

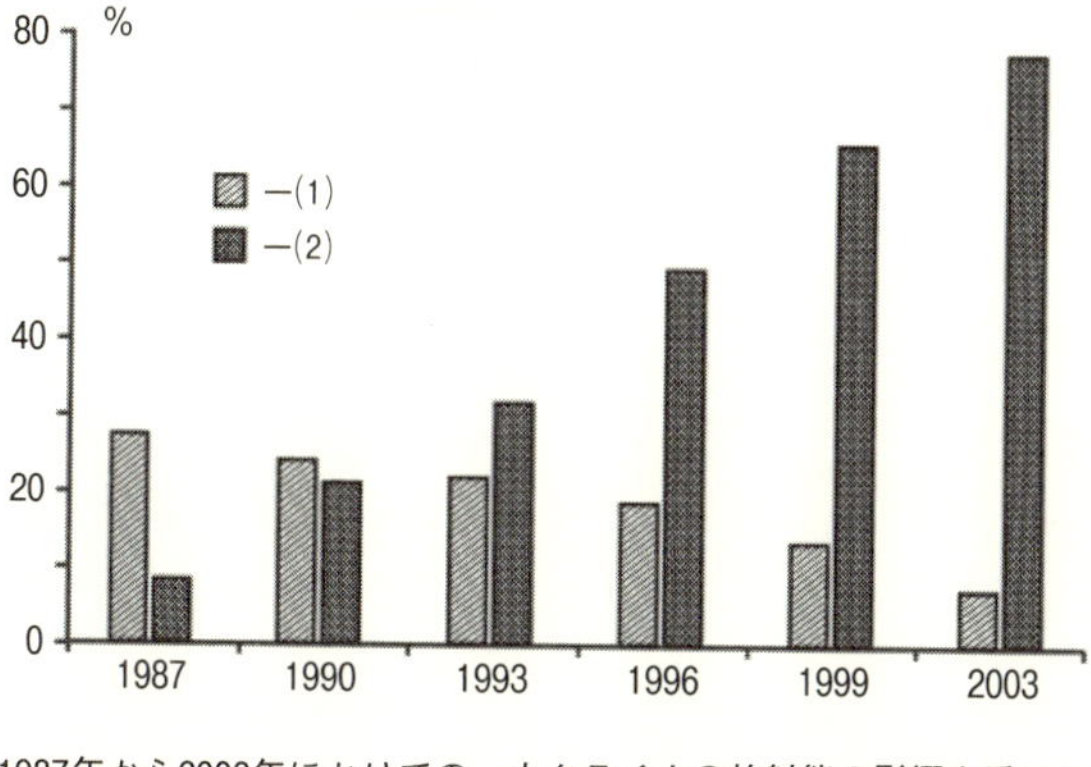

1987年から2003年にかけての、ウクライナの放射能の影響を受けた地域における「健康といえる」小児の数（割合）(1)と「慢性的に病気」の小児の数（割合）(2)（単位は％）（Stepanova, 2006a）

の上から見えたのはスウェーデンの原発だった。万が一の事故のときには、自国ではなく、よその国に放射能が行くように国境線沿いに建てるのだ。チェルノブイリ原発はウクライナに建っているが、国境線の一番端のベラルーシ沿いにある。そして実際にチェルノブイリの放射能の70%が、ベラルーシの4分の1の土地に降り注いだと言われている。

まずチェルノブイリ原発が建っていたウクライナの人口から見てみよう。ウクライナの人口は1950年代からずっと増加率は鈍化傾向にあった。それがチェルノブイリ事故をきっかけにしてさらに一段と鈍化し、1991年にはついにマイナスに転じている（**図3**）（＊**1**）。

その後1995年より悪化が鈍化し、2003年からは回復に向かっているが未だにプラスにまでは戻っていない。この要因は出生率の減少だとグラフから見て取れる。それはチェルノブイリ原発事故を境にして減少し、2000年まで回復していない。そこからの改善は著しく、1950年以来最大の改善を示している。その間にあったのが飲料水など食品の放射能汚染基準の厳格化だ。私はそれが最も大きな原因ではないかと思っている。

次にウクライナよりももっと汚染されたベラルーシを見てみよう（**図4**）（＊**2**）。1960年代から急激に下がった出生率が2003年以降に改善しているのはウクライナと同じ。そしてやはりチェルノブイリ事故から急激に出生数が低下している。二国とも死亡数の増加は一貫しており、その結果、チェルノブイリ事故から人口増減でも低下し、1993年からは人口が減少に転落している。人口減少傾向が横ばいになるのが2000年頃だが、いまだにプラスに転じてはいない。1999年に新たな飲料水など食品の放射能汚染基準の厳格化が行われている。

両地域とも、もともとチェルノブイリ事故前までは人口増加率はプラスで、落ち着いていた地域だ

［図3］ウクライナの人口増減

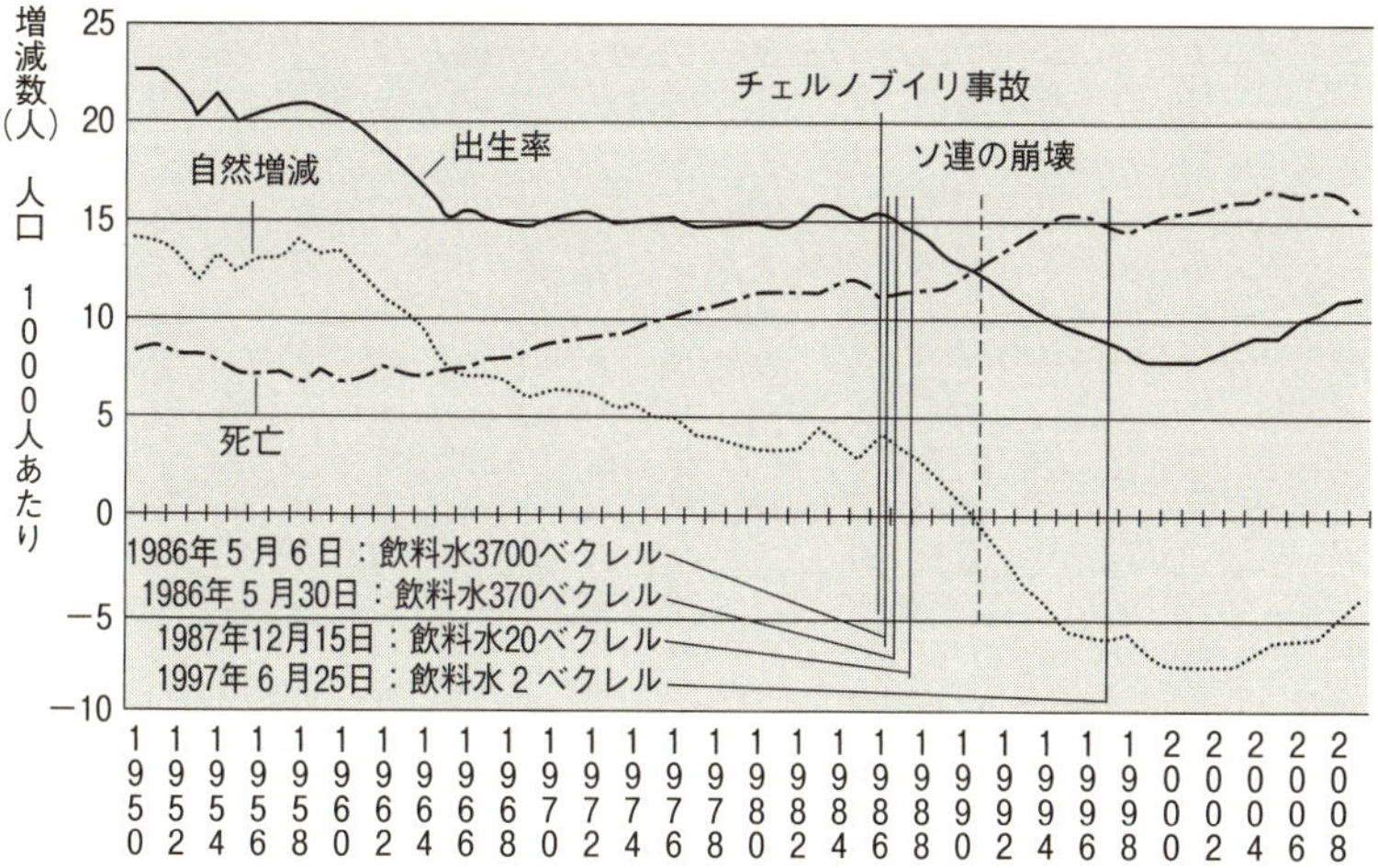

［図4］ベラルーシの人口増減

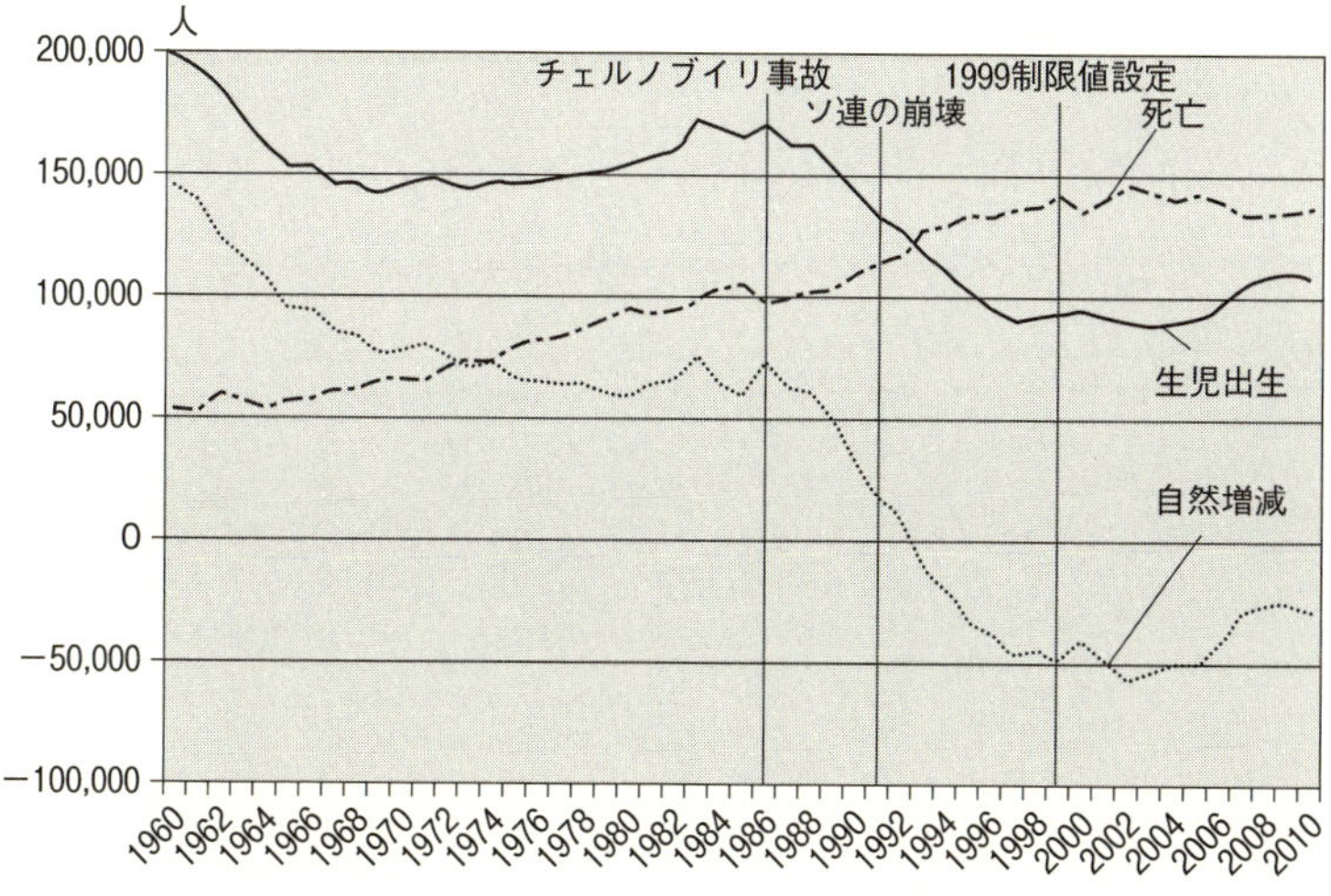

った。しかし、それがマイナスに転じ、ついに減少にまで落ち込んでいるのはチェルノブイリ後の1990年代前半になってのことだ。

このグラフは、放射能が特に子どもの出生率に影響を及ぼしていることを示していると見ることができる。チェルノブイリを調査したという長瀧重信氏、山下俊一氏らは、いったい何を見てきたのか。「その線量は極めて微々たるもので、全く心配が要らない量だ。いまの日本人に放射性降下物の影響は起こり得ない」と断言する根拠は見当たらないように思える。

もちろんこの人口グラフにも反論がある。本章冒頭の金子正人顧問は、「ベラルーシ、ロシア、ウクライナ人口動態統計は、1991年のソ連邦崩壊後、チェルノブイリ事故とは関係のない多くの理由のため、3カ国の死亡率が増加し、平均寿命が短縮している」(要約)としている。しかし人口増減に影響しているのは出生率が最も大きい。ほとんど人口減少率と平行に推移している。その出生前の胎児たちが、ソ連邦崩壊後の「精神的、心理的な健康障害」で自殺したり病気になったと言うのだろうか。

また、ベラルーシ、ウクライナだけでなく、ロシアの方が大きく落ち込んでいるという意見もある。ロシアもまた汚染地域だ(**図5**)。しかもロシアの人口は著しく西側に偏っていて、その最大人口部分に汚染が流れている(**図6**)。つまりロシアの最大人口部分の側に放射能汚染が流れているのだ。

＊1　「ウクライナとベラルーシの人口変動、激増する死亡と激減する出生」(HP「哲野イサクの地方見聞録」)より　http://www.inaco.co.jp/isaac/shiryo/genpatsu/ukraine1.html
＊2　「ウクライナとベラルーシの人口変動、激増する死亡と激減する出生」(HP「哲野イサクの地方見聞録」)より　http://www.inaco.co.jp/isaac/shiryo/genpatsu/ukraine2.html

浅倉ユキ

ラクしてハッピー！
あな吉さんの「ゆる家事」レッスン

家事が苦手な人も、面倒くさがりでも大丈夫！　家事の営業時間を決めたり、ルーティン家事をシステム化したり、毎日の家事をラクにするコツ満載！

87371-2　四六判　（7月6日刊）　１４７０円

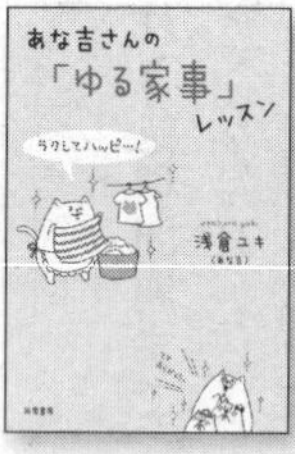

佐藤ちひろ

しあわせの刺しゅう時間

――赤ちゃんと子どもが喜ぶ愛らしい図案と刺し方いろいろ

そのまま使える！実物大図案付

子どもの暮らしを彩るかわいくて上品な図案と小物作りを提案。ワンポイント刺しゅうから、ドロンワークやスタンプワーク、簡単な縁かがりなどの技法も親切に。

87867-0　B５変型判　（7月18日刊）　１５７５円

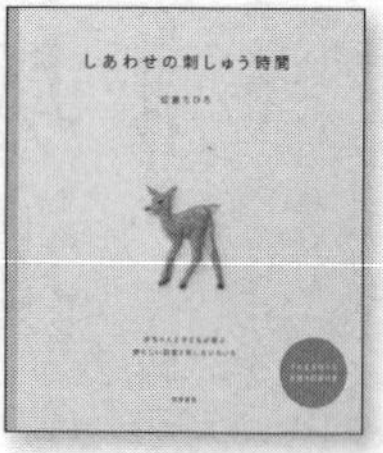

下川耿史

混浴と日本史

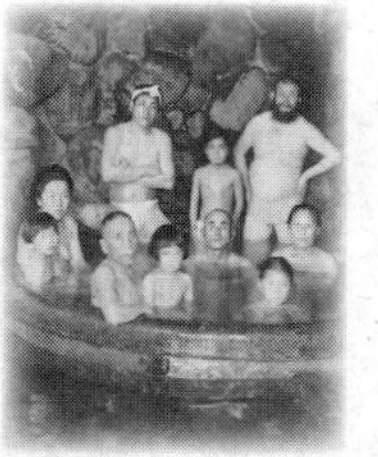

温泉列島・日本で古代から親しまれてきた混浴の風習。西洋人からは蔑まれ、為政者からは禁止されながらも続いた混浴。おおらかなのか、猥らなのか。初の日本混浴史。

85804-7　四六判　（7月24日刊）　**予価2100円**

価格は定価（税込）です。6桁の数字はJANコードです。頭に978-4-480をつけてご利用下さい。

7月の新刊 ●12日発売 **ちくま学芸文庫**

哲学ファンタジー
■パズル・パラドックス・ロジック
レイモンド・スマリヤン 高橋昌一郎 訳

論理学の鬼才が、軽妙な語り口ながら、切れ味抜群の思考法で哲学から論理学まで広く論じた対話篇。哲学することの魅力を堪能しつつ、思考を鍛える!

09557-2
1470円

柳田国男を読む
赤坂憲雄

稲作・常民・祖霊のいわゆる「柳田民俗学」の向こう側にこそ、その思想の豊かさと可能性があった。テクストを徹底的に読み込んだ、柳田論の決定版。

09546-6
1365円

荘子 内篇
福永光司/興膳宏 訳

人間の醜さ、愚かさ、苦しさから鮮やかに決別する、古代中国が生んだ解脱の哲学三篇。「内篇」は中でも荘子の思想を最もよく伝える篇とされる。

09540-4
1365円

売笑三千年史
中山太郎

〈正統〉な学者が避けた分野に踏みこんだ、異端の民俗学者・中山太郎。本書は、売買春の歴史民俗誌に光をあてる幻の大著である。(川村邦光)

09554-1
1785円

真珠湾収容所の捕虜たち
■情報将校の見た日本軍と敗戦日本
オーテス・ケーリ

流暢な日本語を駆使する著者の「人間主義」は、「戦陣訓」の日本兵をどう変えたか。戦前・戦後の日本および日本人の、もうひとつの真実。(前澤猛)

09560-2
1470円

Math & Science

数とは何かそして何であるべきか
リヒャルト・デデキント 渕野昌 訳・解説

「数とは何かそして何であるべきか?」「連続性と無理数」の二論文を収録。現代の視点から数学の基礎付けを試みた充実の訳者解説を付す。新訳。

09547-3
1470円

価格は定価(税込)です。6桁の数字はJANコードです。頭に978-4-480をつけてご利用下さい。
内容紹介の末尾のカッコ内は解説者です。

本番に強くなる
白石豊 ●メンタルコーチが教えるプレッシャー克服法

メンタルコーチである著者が、禅やヨーガの方法をとりいれつつ、強い心の作り方を解説する。「ここ一番」で力が出ないというあなたに！（天外伺朗）

43078-6
777円

魯山人の世界
白崎秀雄

魯山人芸術の本質は、彼の「書」のなかにある。世間の俗説を一刀両断し、鋭い観察眼と豊富な知識を基に、新たな魯山人像を提示した意欲作。

43079-3
1050円

カメラを持った前座さん
写真・文＝橘蓮二

上野鈴本の楽屋で撮影を始めて十八年。信頼を得た撮影者だけが見ることができた演者の個性を興味深いエピソードと最新の写真を収録する写文集。

43077-9
1365円

加藤泰、映画を語る
加藤泰 山根貞男／安井喜雄 編著

任俠映画・時代劇などで映像美の頂点を極めた加藤泰。伊藤大輔や山中貞雄への思いや、映画について語った講演の数々。文庫化に際し増補した決定版。

43068-7
1575円

好評の既刊
＊印は6月の新刊

思考の整理学
外山滋比古 受け身でなく、自分で考え行動するには？ 話題沸騰
★02047-0 546円

武士の娘
杉本鉞子 大岩美代 訳 日本女性の生き方を世界に伝えた歴史的名著
★02782-3 998円

これで古典がよくわかる
橋本治 具体例を挙げ、独特な語り口で教授する最良の入門書！
★03690-3 714円

たましいの場所
早川義夫 心を揺るがす本質的な言葉。文庫用に最終章を追加
43005-2 819円

体癖
野口晴哉 人間の体を構造や感受性の方向に応じて活かす方法
43044-1 672円

整体入門
野口晴哉 東洋医学を代表する著者が、初心者向けに要点を説く
★03706-3 630円

三島由紀夫レター教室
三島由紀夫 5人の登場人物の様々な出来事を手紙形式で綴る
★02577-4 546円

＊**包帯クラブ**
天童荒太 傷ついた少年少女たちの再生への物語。大幅加筆で文庫化
43015-1 525円

7月の新刊 ●10日発売

ちくま新書

1019
近代中国史
京都府立大学准教授
岡本隆司

中国とは何か？ その原理を解く鍵は、近代史に隠されている。グローバル経済の奔流が渦巻きはじめた時代から、激動の歴史を構造的にとらえなおす。

06724-1
924円

1020
生活保護
▼知られざる恐怖の現場

NPO法人POSSE代表
今野晴貴

高まる生活保護バッシング。その現場では、いったい何が起きているのか。自殺、餓死、孤立死……。追いつめられ、命までも奪われる「恐怖の現場」の真相に迫る。

06728-9
840円

1021
奇跡の呼吸力
▼心身がよみがえるトレーニング

コンディショニング・トレーナー
有吉与志恵

集中とリラックスが自在になる。思い通り動ける。頭痛、肩こり、腰痛、便秘に効果テキメン。太りにくい体質にも。そんな心身状態になる「理想の方法」あります！

06726-5
756円

1022
現代オカルトの根源

宗教研究者
大田俊寛

多様な奇想を展開する、現代オカルト。その根源には「霊性の進化」をめざす思想があった。19世紀の神智学から、オウム真理教・幸福の科学に至る系譜をたどる。

06725-8
840円

1023
日本銀行

京都大学大学院教授
翁邦雄

アベノミクスで脱デフレに向けて舵を切った日銀は、本当に金融システムを安定させられるのか。金融政策の第一人者が、日銀の歴史と多難な現状を詳しく解説する。

06727-2
924円

価格は定価(税込)です。6桁の数字はJANコードです。頭に978-4-480をつけてご利用下さい。

福島原発事故の未来はどうなるのか

核戦争防止国際医師会議ドイツ支部『チェルノブイリ原発事故がもたらしたこれだけの人体被害』（＊1）という本の中に紹介されている「チェルノブイリ原発事故で被曝した北ウクライナ住民にあらわれた精神、神経、身体の疾患（1987〜1992年）」は、**図7**のようになっている。本章の最初に載せたナロジチ地区の疾病数を知らなかったら大げさな数字だと一蹴してしまいかねない。しかしこれが現実だろう。チェルノブイリでは1986年の事故直後から疾病数が増加したのではない。増加し始めたのは1991年からで、1992年には激増しているのだ。これを2011年の福島原発事故に重ねると、増加を始めるのは2016年で、2017年に激増することになる。しかしそうなったとしてもチェルノブイリのその後と同様に、放射能の影響とは認められないだろう。なぜならIAEAが放射性の被害として認めているのは、白内障と白血病、その後ウクライナの訴えによって甲状腺がんが加えられただけだからだ。

ところが日本では、わずか1年半しか経っていない時点で被害の増加がないものと見て、避難した人々による人口減に悩む福島県や自治体の要請で、汚染されたままの地域に人々を帰還させている。その後に起こるであろうことはこのグラフに見られることではないか。私たちがその被害に気づくのは5年後になるだろう。そのとき後悔しても間に合わない。何が大きな原因になるのか、今から対策をたてておくことが大切だ。

ちなみにウクライナ政府は、『チェルノブイリ事故から25年、“Safety for the Future”』というチェルノブイリ事故後の健康被害についての報告書（＊2）を出している。ウクライナの甲状腺被害者の

[図 5] ロシアも汚染地帯だ（下図と参照）（第 1 章図 2 と同じ。早川由紀夫氏作成）

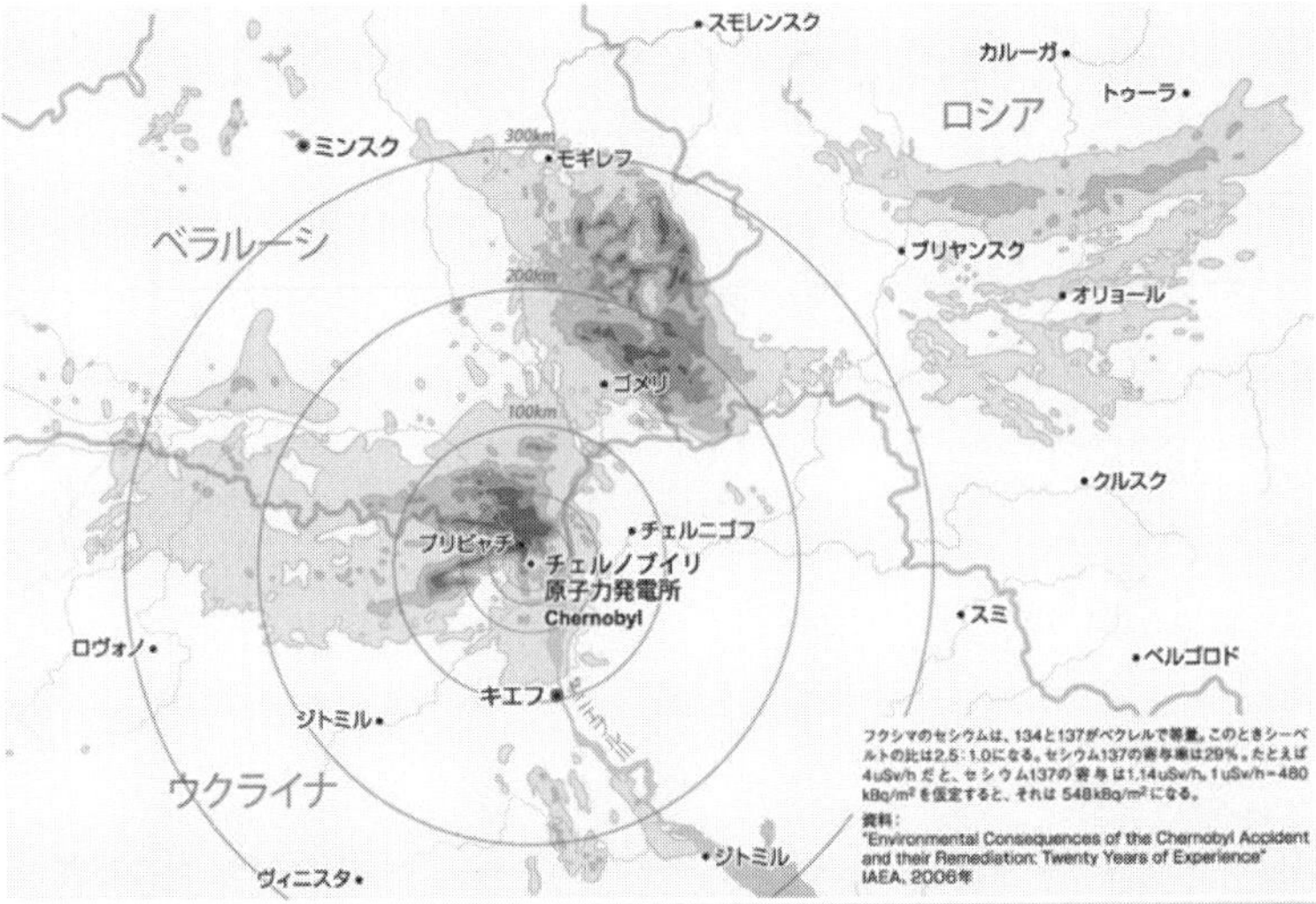

日本（左図）	～8μSv/h	8～4μSv/h	4～1μSv/h	1～0.25μSv/h	0.25～0.125μSv/h	0.25未満
チェルノブイリ（上図）	3700～1480kBqm² 居住禁止区域	1480～555kBqm² 移住必要区域	555～185kBqm² 移住権利区域	185～37kBqm²	（日本のみ）	37kBqm²未満

[図 6] チェルノブイリ周辺の1990年時点の人口分布密度と汚染範囲

http://sedac.ciesin.columbia.edu/data/collection/gpw-v3/maps/gallery/browse より作成

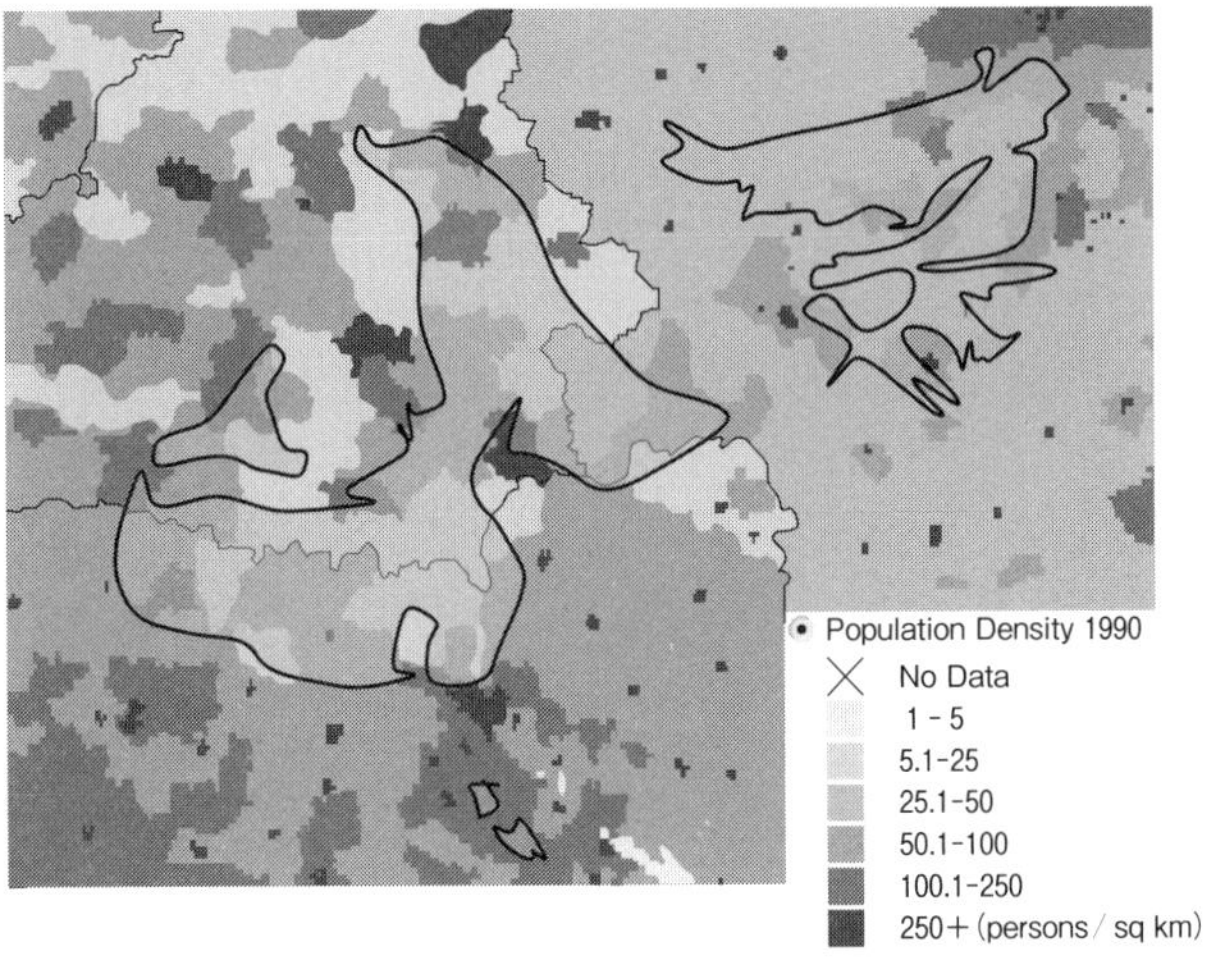

[図 7] チェルノブイリの被害を福島に重ねると……

チェルノブイリ原発事故で被曝した北ウクライナ住民にあらわれた精神、神経、身体の疾患

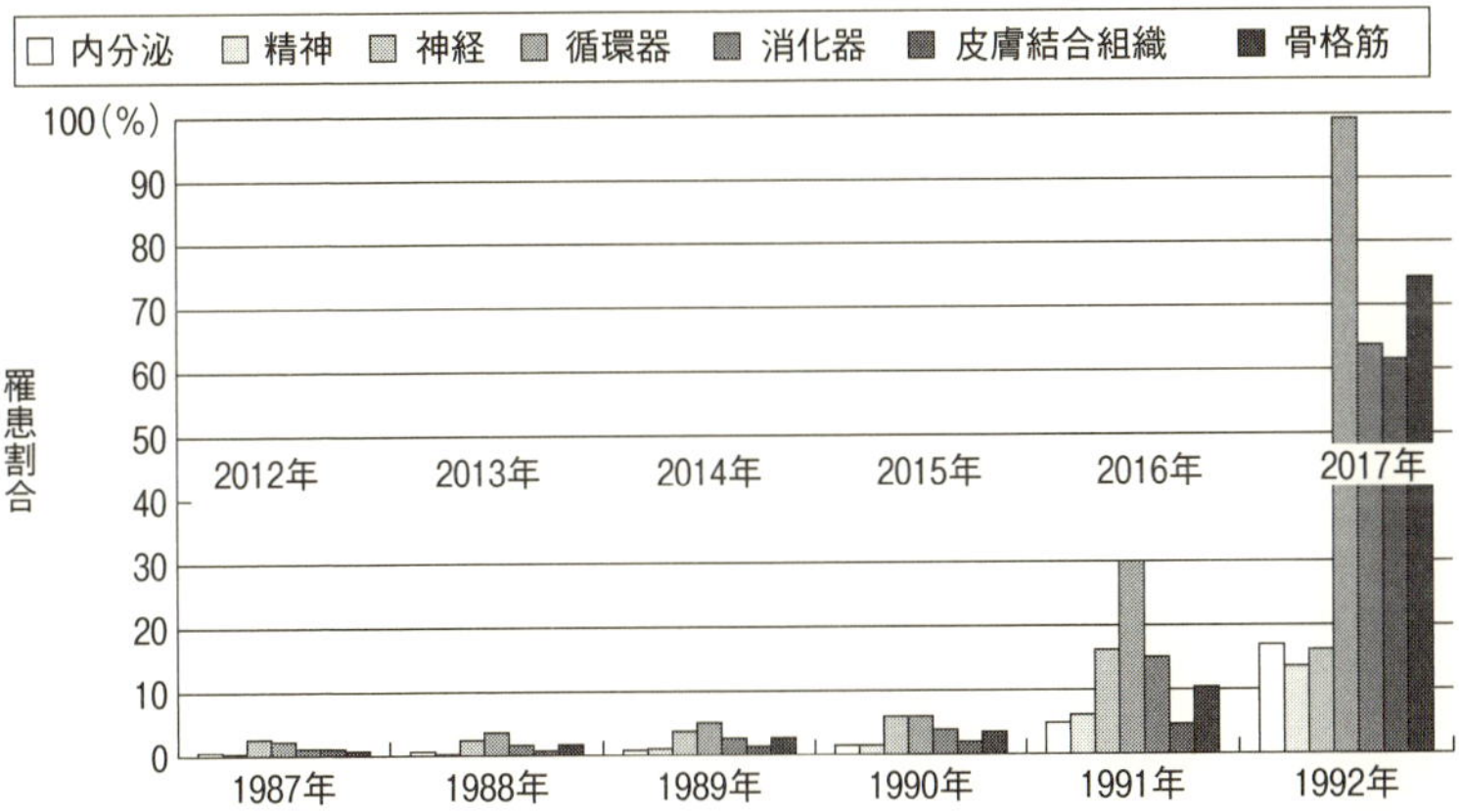

データ出所：
『チェルノブイリ原発事故がもたらしたこれだけの人体被害』85頁 表７－１に加筆

データがなかったとしたら、ＩＡＥＡはその後も甲状腺被害を認めなかったことだろう。ウクライナはチェルノブイリ事故の放射能汚染では、ベラルーシ、ロシアに次いで三番目の汚染レベルですんでいる国だが、そこでこれだけの被害が出ているということは、日本の福島原発事故の未来に対してきわめて示唆的だ。それは２０１２年９月23日放映のＮＨＫの『チェルノブイリ原発事故・汚染地帯からの報告　第2回ウクライナは訴える』で特集されている。特に心筋梗塞、狭心症や、血管、免疫の劣化による感染症などが増加していると指摘されている。

そのウクライナの政府報告書にはこう書かれている。

「チェルノブイリ事故に遭ったグループにおける電離放射線の影響は、被曝時の年齢というファクターによって有意に変化し、

長期の病理学的条件の発病率と有病率のデータ解析に基づくと、もっとも危険な年齢区分は小児早期（訳者注：本事例では4〜7歳を指す）ではなく、8〜12歳および思春期（12〜15、16歳）ということが証明された」、「事故時に胎児発達期であった子どもたちの場合、胎児期の被曝線量と、出生後の健康状態、身体発達、多数の小さな異常を有する表現型の形成、体細胞の染色体異常の数の増加との間に、信頼性のある相関が存在する」、「被曝した親から生まれた子ども（基本登録の第4グループ）には、病気の発症率と有病率が有意に高い」と。

子供たちの健康悪化は、２００８年のデータによると、事故後に生まれた子供たちの78％が慢性疾患を持っており、内部被曝の可能性が疑われている。

＊1　『チェルノブイリ原発事故がもたらしたこれだけの人体被害』核戦争防止国際医師会議ドイツ支部・著／松崎道幸・監訳、合同出版、２０１２年

＊2　ウクライナ政府（緊急事態省）報告書『チェルノブイリ事故から25年 "Safety for the Future"』より　２０１１年4月20〜22日、チェルノブイリ25周年国際科学会議資料。

http://archives.shiminkagaku.org/archives/csijnewsletter_010_ukuraine_01.pdf

バンダジェフスキー氏の研究

ベラルーシの元ゴメリ医科大学学長のバンダジェフスキー氏が、疾病とセシウムの相関関係を見出した。バンダジェフスキー氏は、汚染地では他の地域では見られない特殊な疾患にかかっている子どものが多いことに気づき、ベラルーシで亡くなった子どもらの臓器の汚染レベルと、臓器の疾病との関係を徹底的に調べた。

その結果、セシウムの臓器汚染レベルと疾病との間には、明らかな相関が認められることを立証した。しかし独裁政権のベラルーシ政府は、日本政府同様に放射能が体に害悪であることを認めたがらず、逆にバンダジェフスキー氏を弾圧した。1999年、ベラルーシ政府から賄賂を受けた容疑をかけられ、氏は冤罪で逮捕・拘留されてしまった。これに対し、人権団体で有名なアムネスティ・インターナショナルは、「チェルノブイリ原発事故に対する医学研究がベラルーシ政府にとって不都合だったための政治的意図による冤罪」と抗議した。世界中からの抗議行動により、氏はやっと2005年8月5日に釈放された。しかしバンダジェフスキー氏はベラルーシから退去命令を受け、今もウクライナでの亡命生活を強いられている。

日本ではバンダジェフスキー氏を、「学術的な功績もなく査読つき論文もない」などと誹謗する者もいるが、Wikipediaによれば「1989年、ベラルーシの中央科学研究所所長に就任。ベラルーシコムソモール賞、アルバート・シュバイツァーのゴールドメダル、ポーランド医学アカデミーのゴールドスターを授与される」「ゴメリ医科大学ではバンダジェフスキーの指導のもと、30の博士論文が作成され、200篇の文献が作成」されている。

バンダジェフスキー氏の調査で明らかになったことは、まず放射能の影響はがんだけではなく、たくさんの病気の原因となっているということだ。これまでICRP（国際放射線防御委員会）などは、がん死者の増加率が放射能の影響の主要なものとしてきた。しかしがんよりも、体内に入ったセシウムが濃縮され、臓器に障害を起こすことの問題のほうが大きい。さまざまな臓器の不全で死ぬ可能性が高いのだ。このことは、従来、放射能の被害をがん死だけに閉じ込めておきたかった御用学者たちにとっては不都合な結論だった。

もうひとつはセシウムには特定の臓器に蓄積される指向性があり、特に細胞の更新の少ない心臓（年に0・45％程度と推定されている）に被害を及ぼしやすく、不整脈や心筋梗塞を発生させやすい。セシウムは筋肉に蓄積されやすいので、筋肉の固まりである「心筋」は特に問題になるためだ。子どもの心臓の被曝量では、全身平均の10倍にも達すると発表されている。そのデータは実際の解剖結果に基づいているため、非常に確度の高いものとなっている（ただし批判には、「調査対象が死者のみであり、生者との比較がそもそも不可能」というものがある。体内のベクレル数と心電図異常との比較はすでにあるので、生者の心臓の調査をすべきと読めるが、それこそ困難である）。

その他、血管の疾病、臓器の機能不全に伴う疾病との関係を、数値で示している。もちろん従来から言われている「胎児や子どもへの被曝の影響は大きく、遺伝の影響が次世代に現れる可能性」もある。しかし従来の説と決定的に違っていたのは、解剖による特定臓器のセシウムの蓄積量と疾病との相関関係を立証したことだ（＊1）。

そのバンダジェフスキーは、とても重要なことを述べている。外部被曝量の数値である「シーベルト」について、**「シーベルトで考えない方がいい、むしろ食品や体内に含まれる放射性物質量である「ベクレル」で考えたほうがいい」と述べていることだ**（＊2）。

＊1　ユーリ・バンダジェフスキー、久保田護訳『放射性セシウムが人体に与える医学的生物学的影響』合同出版、2011年

＊2　バンダジェフスキー氏、来日時の講演会で。「木下黄太のブログ」より http://blog.goo.ne.jp/nagaikenji20070927/e/b823b99e660ca1ecb1e5a29c1e10f60f

体内の放射線レベルの危険性

バンダジェフスキー氏は、「尿中に6ベクレル／kg当たりを超えるセシウムが入っていると膀胱がダメージを受け、膀胱がんにつながりやすくなる」と述べている。日本バイオアッセイ研究センター所長の福島昭治氏によれば、「尿検査による体重1キロあたりの汚染値は、尿検査の値×150÷体重でおおよそ分かる」と述べている。つまり尿に6ベクレル／kg含まれているということは、子どもの体重を20kg、大人を60kgとして、体内ベクレル数は子どもで45ベクレル／体重kg、大人では15ベクレル／体重kgとなる。同氏は「尿1リットル中6ベクレルのセシウム検出で15年後に100％膀胱がんになる」という（＊1）。

児玉氏はその理由について、尿は細菌を含まないので栄養を流さずにリサイクルしようとするため、尿の中のセシウムの99％を回収してしまうためだと述べている（＊2）。そのため全量が排泄されるまでに何十回も循環させるので被害が出るのだとしている。しかも体外に放出されるセシウムは、厚生労働省・食品安全委員会のとりまとめによれば、尿からが8割近くになるとしている（＊3）。セシウムを取り除くのが主に腎臓であるために、膀胱と腎臓が何度も被曝させられるのだ。

セシウムの影響は特に心臓に顕著で、「子どもの場合、体内セシウムが5ベクレル／体重kg以下の心電図異常は20％もないのに対して、11～36ベクレル／体重kg以下の子どもでは異常が65％、37～74ベクレル／体重kg以下では異常が80％、74～100ベクレル／体重kg以下の子どもの心電図異常は90％近くに達している」。逆に言うと、体重当たり11ベクレル／体重kg以上になると、心電図が正常である確率が半分以下になるということだ（図8）。

ところが「東日本を食べて応援」のキャンペーンに参加し、福島産の食物を食べていたある芸能人は、ある番組の中でホールボディーカウンターで体内蓄積量が20・47ベクレル／体重kgあったと示された。この値は十分に危険な値になる。番組内では「問題ないレベルです」と放映したが、とてもそうは思えない。

さて、ここで2011年10月28日『朝日新聞』の記事「小中学生の内部被曝量　非常に少ない　福島・南相馬」を見てみよう。「福島県南相馬市は28日、市内の小中学生の内部被曝の検査結果を発表した。「放射性セシウム137が検出された子どもは平均で体重1キロあたり7ベクレル」で、市は、体内に常時ある放射性カリウム40からの被曝量と比較して「セシウム137による内部被曝量はいずれも非常に少ない」としている」そうだ。

その後、「9月26日からは、より低い値を検出できる新型の装置に変わり、527人のうち約半数の268人から検出された。放射性セシウム137が検出された子どもは平均で体重1キロあたり7ベクレル、市が「比較的高い値」とする20ベクレル以上は9人で、古い装置で5人、新しい装置で4人。このうち40〜45ベクレルが1人、45〜50ベクレルが1人いたが、いずれも古い装置による検査で出た」という。

この数値が「非常に少ない」だろうか。この数字を別な言い方をするとすれば、「259人だけが検出されず、268人が検出されていて検出者の平均が7ベクレル／体重kgだった」という数字だ。49％の子どもだけが不検出で、51％が検出されている。その検出者平均の7ベクレル／体重kgは、子どもの80％の心電図が正常な範囲に入る5ベクレルより大きい。

これを被曝量であるシーベルトに換算するのが一般的だが、これには大きな問題がある。ベクレル

［図 8］子どもたちの体内セシウム137濃度と心電図異常のない子どもの比率との相関（ベラルーシ）

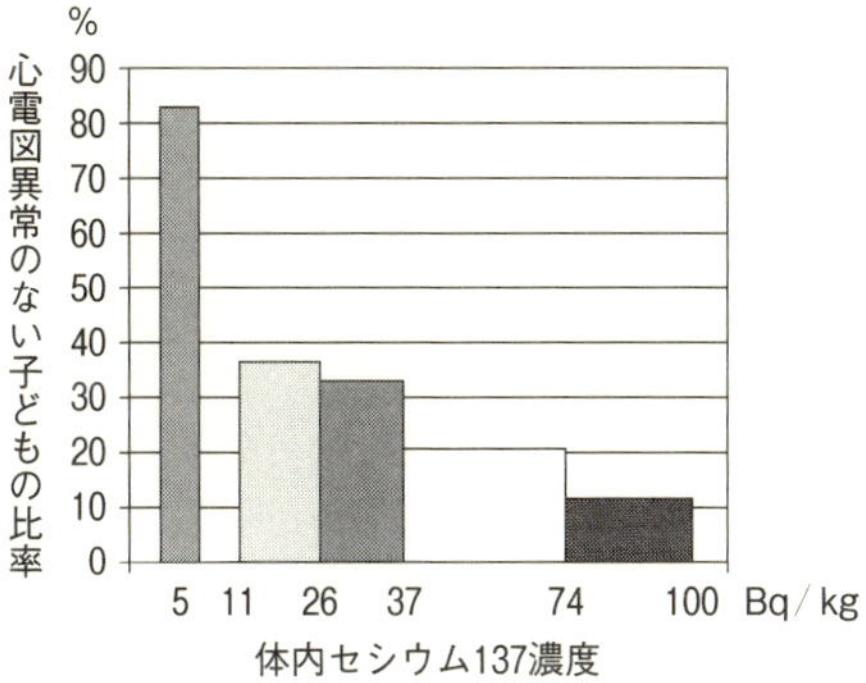

出典：ユーリ・バンダジェフスキー『放射性セシウムが人体に与える医学的生物学的影響』合同出版、2011年、p41「子どもたちの体内セシウム濃度と心電図異常のない子どもの数との相関」図33

［図 9］1997年に死亡した成人と子どもの臓器別放射性元素濃度（ベラルーシ）

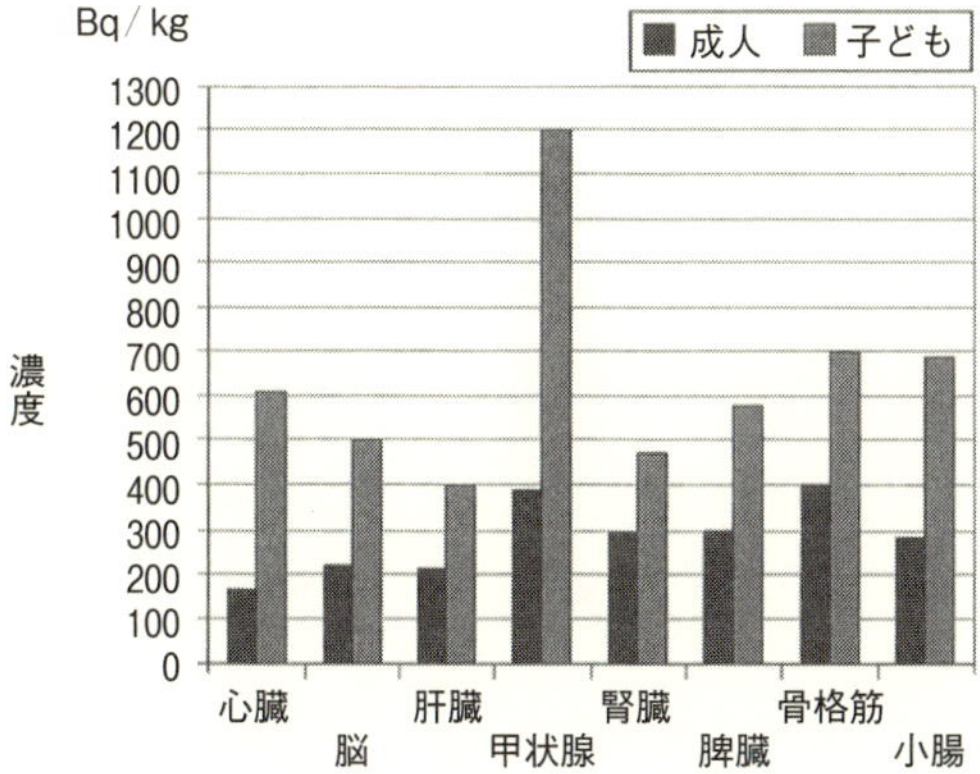

出典は同上

は放射線の出ている量だから客観的だが、シーベルトは被曝量に換算してある。だから第2章で紹介したように「アルファ通信社長が文科省から表示される数値を2割程度低くするように求め」られるようなことが起こり得るのだ。放射線の当たった面積を実際より広く計算させれば、簡単に過少評価が可能になる。それだけではない。セシウムはガンマ線だけでなく、全体の崩壊過程ではベータ線を3回出す。仮にセシウムの状態で体内に入ったとしても、そこからベータ線を一回と、ガンマ線を一回出すのだ。ところがガンマ線だけで評価されている（＊4）。

さらに上に述べたように、全身で考えれば7ベクレル／体重kgは「低い」ように見えるが、実際には特定の臓器に集中する。体全体に放射線を浴びるのなら「面」の被害だから「大したことはない」となるかもしれないが、一部の臓器ばかりを集中的に被曝させれば臓器が壊される。人間は全体が壊されなくても、一部の臓器が壊されるだけで生き続けていられない。一般的に、セシウムが体内に入っている場合には他の放射性物質も体内に同時に入ったものと推定される。ストロンチウムも16％程度は入っていると考えなければならないし、ヨウ素は事故当初にセシウムよりずっと多く被曝させているはずだ。しかもヨウ素の3割が甲状腺に入ると考えられているが、セシウムもまた小児の甲状腺に蓄積する量が最も多いのだ（**図9**）。したがって、第3章のはじめに載せた甲状腺にのう胞が発見されてしまった子どもたちには、さらにセシウムに対する注意が非常に重要になる。東日本に当時いた人たちは甲状腺の被曝は多かれ少なかれしているので、セシウムに注意が必要だ。

しかも原発から放出される放射性物質は、「微粒子」のまとまりとして飛散してくるので、体内でも同じ場所からずっと放射線を浴びせられることになる。

ＩＣＲＰの計算は、臓器の被曝量計算でも臓器全体にまんべんなく被曝させるモデルになっている。

そのようなモデルではなく、臓器の特定の場所に何度も追い討ちをかける形での被曝を想定すると、そのダメージはより深刻なものになる。体内の汚染量ベクレル／体重kgではなく、「シーベルト」という被曝量で推定することは、すでに被害を小さく見せようとする「モデル」を前提とすることになるのだ。だからバンダジェフスキー氏は、「シーベルトで考えない方がいい、むしろ食品や体内に含まれる放射性物質量である「ベクレル」で考えたほうがいい」と言うのだ。

バンダジェフスキー氏は体内セシウム量を限りなくゼロに近づけることを求めているが、それはこうした体内セシウムレベルと、疾病の発生との間に密接な相関があるためだ。心電図の異常が20％以下にとどまるのは、5ベクレル／体重kg以下の範囲だけだ。もちろん被害は個体差が大きい。それでも安全範囲を考えたら、可能な限りゼロ、最大でも5ベクレル／体重kg以下とせざるを得ないだろう。

＊1　「「チェルノブイリ膀胱炎」尿から内部被ばく　20年で2倍　研究者の福島氏危惧　福島昭治・日本バイオアッセイ研究センター所長」『東京新聞』２０１１年9月14日「こちら特報部」
http://nagiwinds.blogspot.jp/2011/09/blog-post_9587.html

＊2　児玉龍彦ホームページ「逆システム学の窓」Vol.41「チェルノブイリ膀胱炎」
http://plusi.info/wp-content/uploads/2011/08/Vol.41.pdf

＊3　食品安全委員会、第6回放射性物質の食品健康影響評価に関するワーキンググループ「資料3：セシウムとりまとめ（案）」
http://www.fsc.go.jp/fsciis/meetingMaterial/show/kai20110630so1

＊4　琉球大学名誉教授の矢ヶ﨑克馬教授「フォトジャーナリスト　伊藤孝司のホームページ」
http://www.jca.apc.org/~earth/hukushima1.htm

個体差を想定する

まずは子どもたちを守らなければならない。子どもたちは体内に蓄積する比率も高く、被害も顕著に出る。子どもの基準は大人の10分の1程度で考える必要がある。どんなに多くなるとしても、体内のベクレル数は5ベクレル／体重kgを超えてはならないだろう。

個体差で特に気にすべきなのは、電磁波過敏症や化学物質過敏症の人たちだ。電気や携帯電話で頭痛がするとか、プリウスに乗ると肩がこるとか頭痛がするというのは電磁波過敏症の疑いがある。その人たちは極端に影響を受けやすい。放射線も同じ電磁波のひとつであるせいかもしれない。また、化学物質過敏症の人も要注意だ。たとえば、新築家屋の臭いとかシンナー臭で気持ちが悪くなったり頭痛になったりする人たちも影響が出やすい。ある程度放射線がある地域で顔の皮膚がぼろぼろになったり、鼻血が出たり、頭痛がしたりする子どもも、化学物質過敏症のせいかもしれない。

放射能の健康被害を認めない人たちに、化学物質過敏症や電磁波過敏症を認めない人が多いので、自衛しなければならない。今では化学物質過敏症は、医療診療報酬明細書（レセプトと呼ばれている）の病名にも書けるように改正されているのだが。しかしその人たちは反応が出るおかげで、その土地を避けることができるのだから、鋭敏な安全センサーの役割をしていると考えるべきかもしれない。また、周囲も安易に「仮病だ」などと考えるのではなく、放射能のセンサーには個人差があるのだということを理解しておくべきだ。

化学物質過敏症発生のメカニズムは、アトピーと同様に考えてほしい。花粉症と同様に、「浴びていい化学物質の量」を超えてしまうと発症する。その許容量の器の大きさは個人によって違うし、浴びる量も個人によって違う。すでに、東京の汚染レベルでも、住むのが困難な子どももいる。それを理解しないと悲劇を生みだすことになる。

特に今、汚染地域で心臓病、心筋梗塞が増えているように見える（ただしまだ母数が少ないので統計的に有意とは言えないが）。将来きちんとデータが公表されるなら、そのことは当然の結果とみなされるだろう。放射線で細胞が死ねば心臓機能が落ちて心電図に異常が出て、さらに細胞が死ぬなら心臓が止まってしまうからだ。心臓の重さは300g程度だが、そのうち血液を除くと120g程度になる。そこにセシウムが集中して放射線を浴びせるのだから、わずかな量であっても危険と言わざるを得ないだろう。

放射能被害は「面」ではなく「点」だ

これまでの放射能の健康影響モデルは、体全体に毒が回って死んでいくようなモデルだった。しかし現実の放射能は、体のたった一カ所に集中して存在している。体内に入るときにすでに放射能の団子のような「微粒子」の形で入ってきている。吸い込んだとしても食べたとしても、団子になってどこか一カ所に居座る。相手は最も小さな「元素」、福島第一原発事故で放出された放射能をヨウ素で計算すると、わずか200g程度にすぎない量だ。それは「ホットパーティクル」と呼ばれるような団子として考えるべきだ。**図10**は長崎大学研究グループが撮影した「内部被曝」の写真だ。長崎原爆ですでに死亡している被爆者の方の体内組織から、プルトニウムがアルファ線を放出している様子を世界で初めて撮影したものだ。外部被曝ではない内部被曝を裏付ける証拠だ（**＊1**）。

しかも内部被曝は、ヨウ素なら喉の甲状腺に集中するように、特定臓器を痛めつける。場所的には一カ所に団子になるが、時間的には半減期に従って放射線を発する。そのことが、経常的に断続的に被曝をもたらし、より被害を大きくする。第3章の終わりに、「空いたナイトクラブ効果」の話をした。いっぺんに被曝するよりも、時間をおいて被曝したほうが被害が大きくなるという話だ。放射線が作り出すフリーラジカル同士が出会うとフリーラジカルは共有結合して消えるが、出会わなければより被害を大きくするからだ。

しかも意外なことにセシウムは甲状腺に最も集中し、しかもガンマ線だけではなくベータ線でも内部被曝させる。特にヨウ素の被曝をしている人は要注意だ。セシウム137は半減期30年でベータ線を出してバリウム137mという不安定な形になり、半減期2・6分で今度はガンマ線を出してバリウムの安定した形になる。実際の被曝は時間的に見て、ベータ線の被曝のすぐあとにガンマ線で被曝させるのだ。この両方の被曝を考えなければならない。

人間はたくさんの臓器が健全に機能することによって生きている。ところがそのひとつが機能しなくなるだけで生命の危険にさらされる。放射能は「面」の問題ではなく、「点」の問題として考えなければならない、しかもごく小さな。確かに外部から放射線を浴びる外部被曝も影響を及ぼすが、内部被曝の影響のほうがはるかに大きいと見るべきだ。外部被曝は特に人間が形成されていく時期に浴びると、遺伝子の欠損を招きやすい危険な状態になるから、妊娠中、または未来に子どもを産む可能性のある人は避けるべきだ。そしてそれ以外の大人であっても被害の確率が高くなるので避けたほうがいい。

しかし内部被曝はそれとは次元が違う。現実の私たちは体全体がまんべんなく病に冒されて死亡するのではなく、たった一つの臓器の機能不全で亡くなるのだ。心臓が止まってしまえば生きられない。

いくら他の臓器がピンピンしていても死ぬ。そのときに体全体の放射線量を問題にしても何の意味もないだろう。問題なのは特定臓器の特定箇所だ。

従来のように、外部被曝と同じ「シーベルト」で判断すべきではない。体内の放射線量から体内の汚染レベルを推定し、偏在する臓器を推定し、その臓器の機能の状態から影響を考えるべきだ。外部被曝の単位であるシーベルトでは、影響を推定するには遠すぎる。だからこそホールボディーカウンターで体内の汚染レベルを測定し、それぞれの臓器に残存する放射線量を推定し、その数値を下げて

［図10］人工放射能は特定の場所に集まり、そこから放射線を撃ち続ける

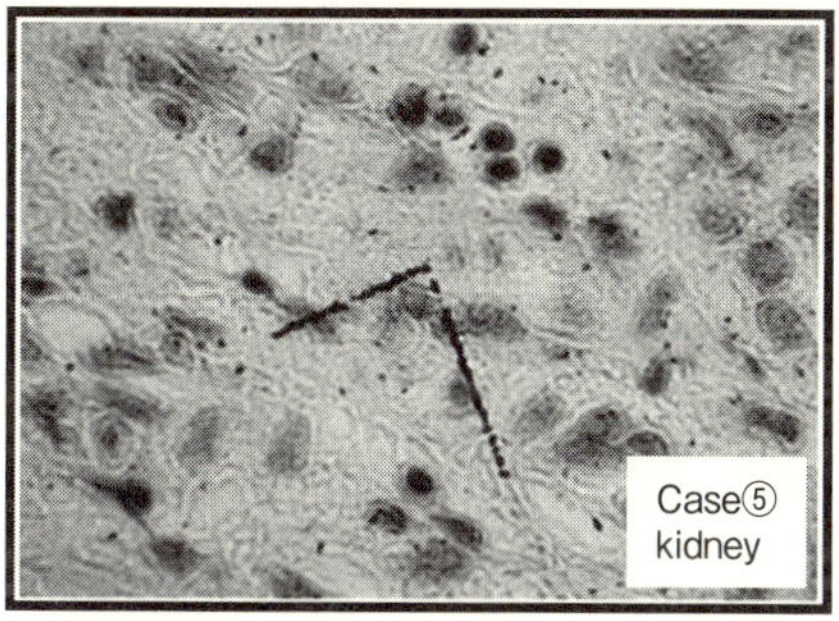

・被爆者の腎臓の細胞核付近から、2本の黒い線（中央）を描いて放射線が放出されている様子を撮影した顕微鏡写真（長崎大学提供）。
長崎大学研究グループ撮影、2009年8月7日共同通信記事より

いく対策を取るべきだ。

すでに述べたように、外部被曝よりもはるかに内部被曝の方が影響が大きい。すると「ここは関西なので汚染されていないから安全だ」という理屈は成り立たなくなる。チェルノブイリでも「離れている地域で食べ物を気にせずに食べていた人」と、「汚染の激しいところだったので食べ物に気をつけていた人」では、「遠くで気にせず食べていた人」の方が被害が大きかったという。それはバンダジェフスキー氏の説とも符合する。

若い世代の人は「外部被曝」も避けるべきだが、特に「内部被曝」を中心に対策しなければならないだろう。そう考えると特定臓器に集めにくく、排泄されやすい「自然放射能」は大きな問題ではなくなる。集められて排泄されにくい人工放射能こそが問題になる。そのふたつを「出てくる放射線は同じものだから」と混同させる原子力発電推進派の言い分は、明らかなウソと言うべきだろう。もし推進派がそう思うなら、自然放射能のカリウム40の代わりにセシウムを食べられるはずだ。自然放射能のカリウム40は、体内に常に4000ベクレルあるのだから、同じ4000ベクレルのセシウムを摂取しても推進派の説によれば同じであるはずだ。それなら食べればいいだろう。放射線に詳しいのに食べられない推進派の人は、結局ウソで人をだましているだけではないか。

＊1　長崎大学の七条和子助教らの研究グループ、2009年8月7日、共同通信記事より

※　内部被曝などについては矢ヶ﨑克馬著『隠された被曝』（新日本出版社、2010年）に詳しい。

第5章

私たちは何を食べたらいいのか

食品の基準値

体内に放射性物質を入れないためには、セシウムがその指標となる。ヨウ素の被曝はもう終わってしまっているが、被害を及ぼした甲状腺にはセシウムもまた蓄積するため、セシウムを摂らないことが重要になる。ストロンチウムは、福島第一原発から北西方向に強度の汚染地があるため、セシウムの100分の1程度と考えなければならないエリアがあるが、それ以外ではセシウムの1000分の1ほどと考えられてきた（**図1**）。しかし86ページで述べたように、アメリカエネルギー省のデータによれば、ストロンチウムはセシウムの16％程度はあるものとして見なければならない。一方、海洋に流されたストロンチウムは陸上に比べてさらに多く、海水の汚染ではセシウムの3割から半分ほどになる（**第3章図8**参照）。セシウムは生体濃縮が大きく、福島沖の魚ムラソイから、最大25万4000ベクレル／kgものセシウムが検出されている（2012年12月捕獲分）。ストロンチウムはベータ線しか出さず、そのベータ線は計測に時間がかかるので、簡単には汚染度がつかめない。そこでセシウムを基準として、海産物であってもセシウムの3割から半分ほどのストロンチウムを含むものと考えたほうがいい。プルトニウムは肺に吸い込んだとき以外は毒性がずっと下がるので、食物よりも大気からの吸入に気を配るべきだ。他の放射性物質も原発事故からのものは「微粒子」を形成するはずなので、セシウム中心に考えるのが妥当だろう。

さて、日本の食品のセシウム汚染の規制は、1986年のチェルノブイリ原発事故の後に初めてつくられた。「輸入食品」における放射性物質の暫定限度として一般食品のセシウム134、137合計で370ベクレル以下、飲料は10ベクレル以下とした。その後、今回の福島第一原発事故後に、こ

［図１］第１次分布状況調査におけるセシウム137に対するストロンチウム90の沈着量の比率

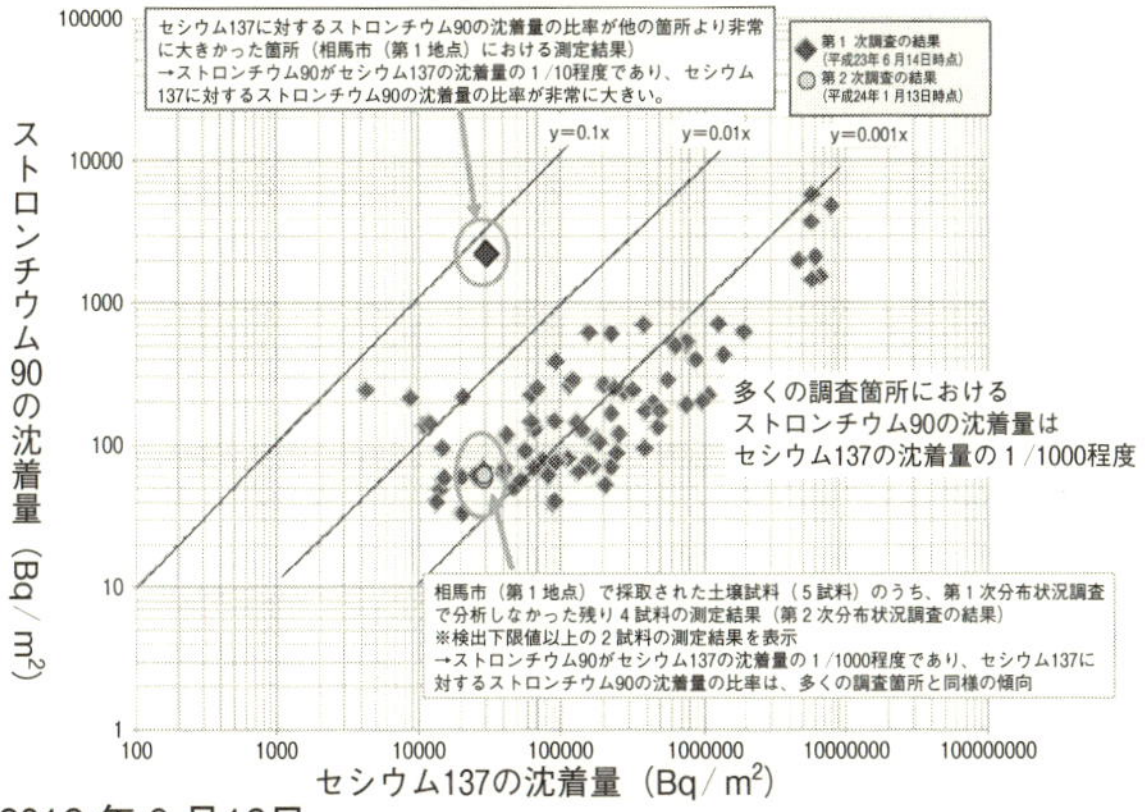

2012年９月12日
「文部科学省による、①ガンマ線放出核種の分析結果、及び②ストロンチウム89、90の分析結果（第２次分布状況調査）について」より

［図２］食品のセシウム新基準値

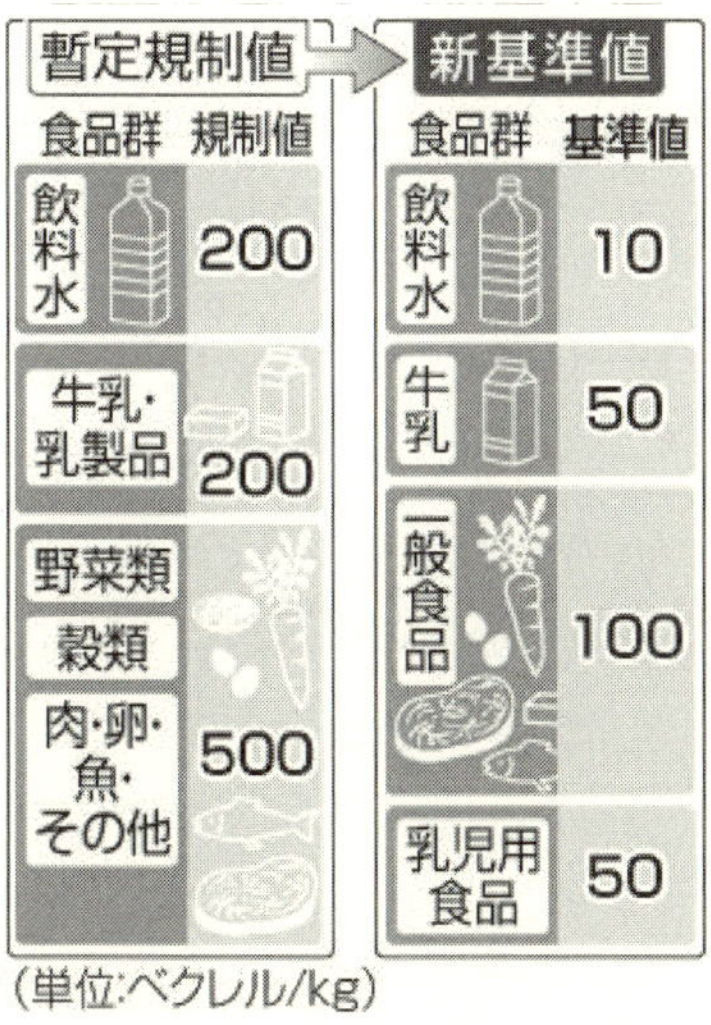
暫定規制値
新基準値
食品群 規制値
食品群 基準値
飲料水 200
飲料水 10
牛乳・乳製品 200
牛乳 50
野菜類
穀類
肉・卵・魚・その他 500
一般食品 100
乳児用食品 50
（単位:ベクレル/kg）

時事ドットコムによる「図解・社会」東日本大震災・食品のセシウム新基準値（２０１２年３月31日）より

れまで存在しなかった「国内食品」に対する規制として、一般食品は５００ベクレル、飲料水や乳製品、粉ミルクは２００ベクレル以下までと定めた。なんと、それまでの「輸入食品」の規制よりも緩くされてしまった。しかし、２０１２年４月より基準が厳しくなった（**図２**）。それによると、従来２００ベクレル／kg（以下同じ）まで許されていた飲料は一気に10ベクレルまでとされ、一般食品も５００ベクレルから１００ベクレルまで引き下げられ、乳児ではさらに50ベクレルまでとされた。この引き下げ率だけ見ると、大幅な基準厳格化に見えるのだが、それで大丈夫なのだろうか。

セシウムの体内蓄積量を計算する

「飲み水10ベクレル、牛乳50ベクレル、一般食品１００ベクレル」として、体内汚染レベルはどれほどになるだろうか。まずセシウムは自然放射能であるカリウム40と違って、体の中に入るとなかなか排泄されない。排出されて半分に減るまでの期間を「体内半減期」と呼んでいる。それはほぼ70日～１００日とされている。そこで70日で計算してみよう。

そして食べたものの種類と量によって、大きく異なってしまうので、まず標準的な食品摂取量を考えよう。高校家庭科教科書を参考にしてみると、**図３**のように毎日摂取するのが望ましいとされる。水１リットルはそこには書かれていなかったので、最低限必要な分として入れた。すると私たちが体内に摂取している食品は、多いほうから順に、水、野菜、穀物、牛乳・乳製品、くだもの、魚・肉、イモ類、豆類、卵、油、砂糖の順になる。体内に摂取したセシウムの量が問題なのだから、重量のある食べものに、より注意を払わなければならない。たとえば砂糖は一日10ｇだから１００ベクレルでも１ベクレルの摂取になる（10ｇ×１００ベクレル＝１０００ベクレル／ｇ＝１ベクレル／kg）が、水で

[図 3] 食品摂取量と食品セシウム汚染基準との関係

	飲料水	牛乳・乳製品	卵	魚・肉	豆類	野菜
1人当たり食品の摂取量（g／日）	1,000	300	50	140	80	350
日本の放射能食品基準	10	50	100	100	100	100
ベラルーシ、1999/4/26以降	10	100	100	100	100	100
バンダジェフスキー氏実現レベル	0.5	1	1	1	1	1

	イモ類	くだもの	穀物	砂糖	油	セシウム総摂取 Bq
1人当たり食品の摂取量（g／日）	100	200	330	10	20	
日本の放射能食品基準	100	100	100	100	100	153.00
ベラルーシ、1999/4/26以降	100	40	40	100	100	136.20
バンダジェフスキー氏実現レベル	1	1	1	10	10	2.35

NHK 高校講座「家庭総合」第16回食生活「10年後の健康をつくる」食事摂取基準と食品群別摂取量のめやす
男18〜29歳身体活動レベルⅠ（低）

[図 4] 放射能汚染食品摂取レベルによる体内放射能レベル Bq/kg の値

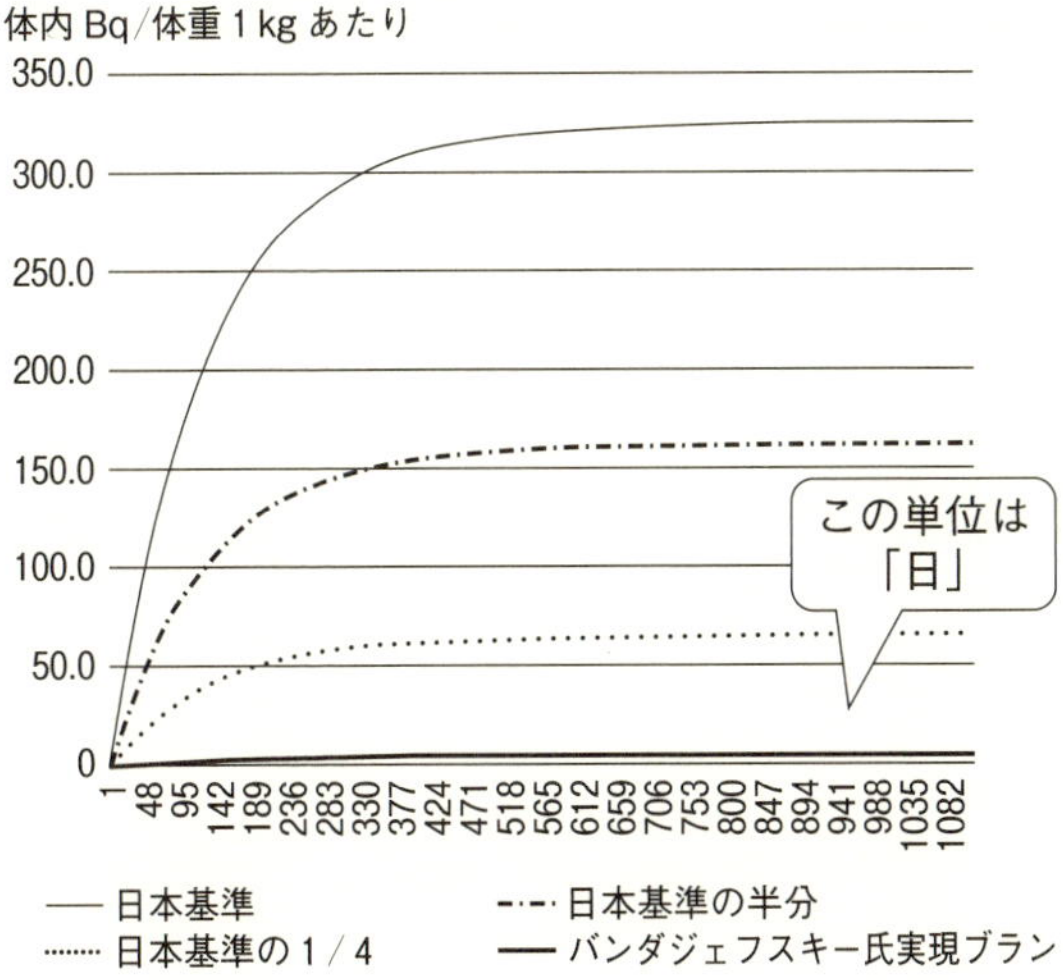

は10ベクレルでもそのまま10ベクレル摂取する（1kg×10ベクレル＝10ベクレル／kg）ことになるからだ。

では、この新たに厳しくなった基準最大量の食品を食べたとしたら、体内へのセシウム摂取量はどの位になるだろうか。毎日総量で153ベクレル摂取することになる（**図3**）。これに体内半減期の70日を入れて、さらに物理的半減期（セシウム137＝30年、セシウム134＝2年、それぞれ50％ずつと仮定）を計算に入れて作ったのが**図4**のグラフだ。一番上の数値が日本の基準最大量を摂取した場合で、次がその半分、その次が4分の1、一番下に這っているのがバンダジェフスキー氏の「5ベクレル以下／体重kg」にするための曲線だ。

それまで体内セシウム量がゼロだったと仮定して、2012年4月1日から食べ始めたとしよう（以下、条件は同じ）。毎日最大量の153ベクレル摂取すると、体内が10ベクレル／体重kg（たとえば50キロの人で言えば体内全体で500ベクレル）に達するのが4月4日、20ベクレル／体重kg（たとえば50キロの人で言えば体内全体で1000ベクレル）を超えるのが4月9日だ。その後、3年後の2015年7月22日に323・9ベクレル／体重kgに達して平衡状態になる。つまり、そこからは体内から出される量と食べる放射能量とが釣り合うのだ。しかしバンダジェフスキー氏の調査結果から見て、この基準で健康を維持することは困難だ。体内にこれだけのセシウムがあったとしたら、ほぼ間違いなく病気になってしまう。この政府の基準の問題点は二つある。そもそもの基準が甘いことと、摂取量の多い「くだもの、穀物、野菜」の基準も同じ100ベクレル／kgとされていることだ。

政府基準のセシウム汚染が半分の食品だけ選んで食べても、毎日76・5ベクレル摂取することになる。同じく10ベクレル／体重kgを超えるのが4月9日で、4月17日には20ベクレル／体重kgを超える。

2年半後の2014年11月10日に161・9ベクレル／体重kgで平衡状態になる。さらに基準の4分の1の食品を選択したとしても毎日30・75ベクレル摂取することになる。同じく10ベクレル／体重kgを超えるのが4月21日で、5月17日には20ベクレル／体重kgを超える。2年半後の2014年10月16日に、65・1ベクレル／体重kgで平衡状態になる。どれも毎日食べてしまったとすれば、バンダジェフスキー氏の調査データの安全圏を超えてしまう。バンダジェフスキー氏の調査結果では、最小でも5ベクレル／体重kgを超えると心電図に影響が出ているのだから。

そこで、バンダジェフスキー氏の「5ベクレル以下／体重kg」を推奨基準として逆に計算してみたのが最も下の線だ。ただしバンダジェフスキー氏が勧めているのは限りなくゼロの食品を摂ることであって、体内の安全レベルの基準など提案していないので誤解しないでほしい（**図5**）。

食べ物の中には摂取量の多いものから少ないものまである（**図3**）。摂取量が多ければ、基準が甘いと体内放射能量が高くなる。そこで、最も摂取量の多い飲料水を0・5ベクレル／kg、野菜から穀物、牛乳・乳製品、くだもの、魚・肉、イモ類、豆類、卵までを1ベクレル／kgに、少量の油や砂糖を10ベクレル／kgとする。これでやっと一日の摂取量は2・35ベクレルとなり、永遠に5ベクレル／体重kgに達しなくなる。排泄量と摂取量が釣り合う平衡状態でも5ベクレル／体重kgを超えないからだ。

大変厳しい基準だが、すべての人をほぼ安全圏に入れるとなると、これぐらいの基準が必要になる。第4章で紹介したバンダジェフスキー氏の「疾病と体内セシウム量」の対比を思い出してほしい。「子どもの場合、体内セシウムが5ベクレル／体重kg以下の心電図異常は20％もないのに対して、11〜36ベクレル／体重kg以下の子どもでは異常が65％、37〜74ベクレル／体重kg以下では異常が80％、

[図 5] 体内セシウム量と食品からのセシウム摂取量

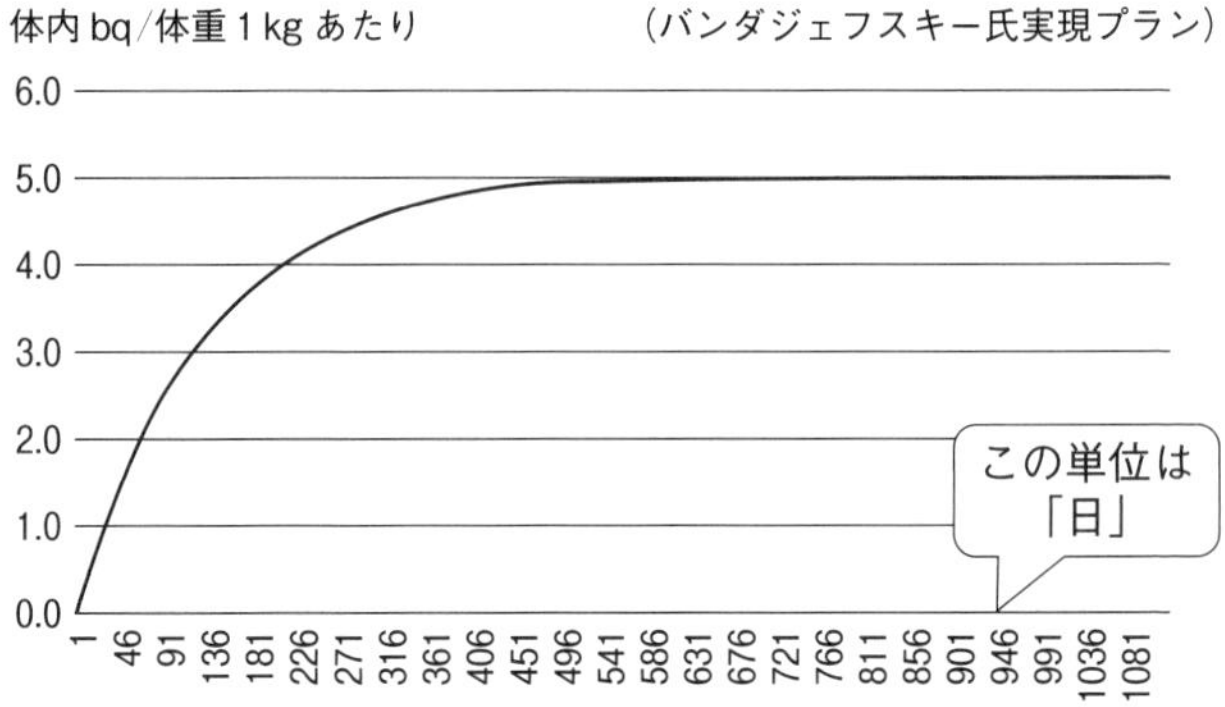

[図 6] 小中学生527人の内部被曝量(福島県南相馬市)

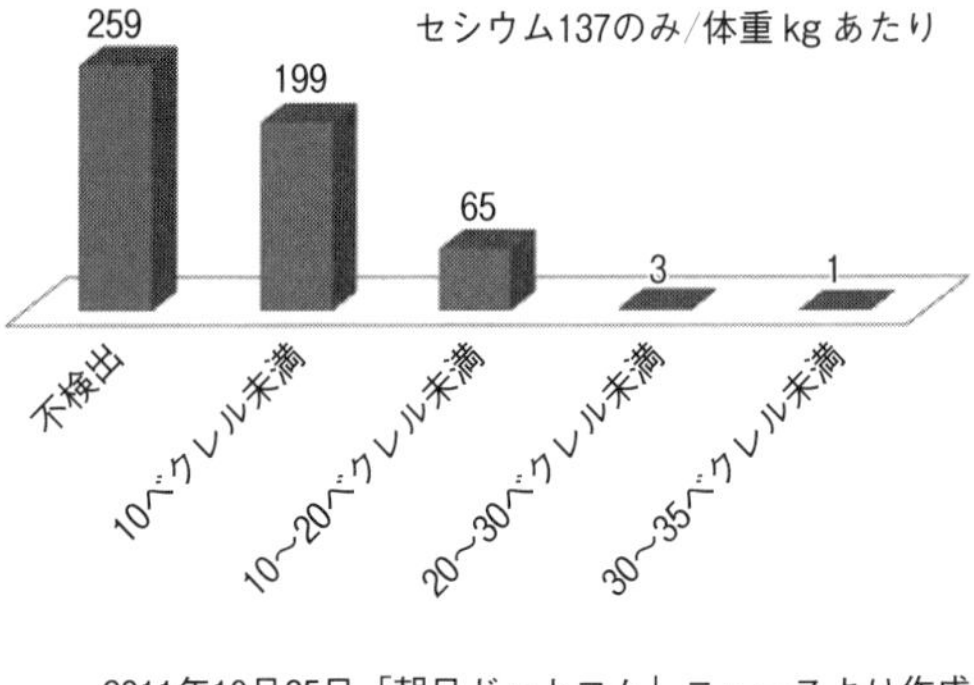

2011年10月25日「朝日ドットコム」ニュースより作成

74〜100ベクレル／体重kg以下の子どもの心電図異常は90％近くに達している」と。

しかしこれまでの食品の放射能測定器は「検出限界」が緩いものが多かった。20ベクレル以下が計れないというような測定器だ。これでは「検出なし」と言われても全然安心できない。今はゲルマニウム検出器があるので測定は可能になった。ただし精度を高くすると、測定に時間がかかることになるので測定数が限られてしまうことになる。現在の表示で、「検出なし（N.D.）」と書かれていたとしても安心はできない。測定器の検出限界値を知らなければ意味がないからだ。

では果たして一日摂取量、2・35ベクレル以下、個別食品では1ベクレル／kgという数字は、現実に適用可能なのだろうか。

汚染を避けることは可能だ

2011年10月25日の「朝日ドットコム」のニュースで、「小中学生の体内から少量のセシウム、福島・南相馬で検出」という記事があった（＊1）。セシウム137だけの測定で、母数は「市内の小中学生の半数の小中学生527人」を最新の内部被曝測定装置で調べたとある。199人から体重1キロあたり10ベクレル未満、65人から同10〜20ベクレル未満、3人から同20〜30ベクレル未満、1人から同30〜35ベクレル未満を検出したというのがその結果だ（**図6**）。なお福島県南相馬市は、続いて28日にも2011年8月〜10月に市内の小中学生2884人を対象に内部被曝量調査を行ったと発表し、2884人の検査結果で274人から平均で体重1kgあたり約7ベクレルの放射性セシウム137が検出されたとしている。しかしこの数字は旧測定器と最新測定器の値を混ぜてしまっているもので、旧測定器では26116人中、わずか6人しか検出されていない。信頼できる数値ではなく、最新機種の上記数値のみの値がかろうじて信頼できる。

南相馬市の小中学生で、検出された子どもの体内の放射能レベルがセシウム１３７で平均７ベクレル／体重kgであるというが、不検出の児童を含めて計算すると、約３・５ベクレル／体重kgとなる。この数値はセシウム１３７のみの測定値なので、仮にセシウム１３４が同量体内にあったとしても７ベクレル／体重kgであり、政府基準の数値よりはるかに低い。

ただし事故後半年なので、これらの小中学生の食生活を考えると下記の点は割り引かなくてはならない。濃縮は生態濃縮される肉・卵・魚・牛乳を除いた野菜類は表面の汚染にとどまっていたはずだから、洗うだけで落ちたであろうし、事故直後で人々はまだ気をつけていた時期だったことも考えに入れなければならないだろう。しかし一方で、事故直後には呼吸からセシウムを摂取していたはずだ。それらを合計しても、わずか７ベクレル／体重kg程度で済んでいたのだ。

福島県産の食品を「食べて応援」していた芸能人ですら、20ベクレル／体重kgほどですんでいた。どうやら実際の食品の汚染レベルは、政府の基準よりはるかに少ないようだ。

さらに２０１２年９月25日の『福島民報』は、福島県の調査結果を報じている。福島県が６月に実施した県内各地の生後１カ月〜77歳の男女78人の１日の食事を提供してもらい、日本分析センターなどで放射性セシウムを測定したものだ。その結果、「１日当たりの放射性セシウム摂取量の最大値は２・６ベクレル」という。「県は「健康を心配するレベルではない」とする。最大値は１・７２kgの食事を摂取した人の２・６ベクレル。２ベクレル未満が74人を占める」という。しかし、この数値はあまりにも母数が少ないため信頼できる数値ではないが、食品からのセシウム汚染は気をつけていれば、少なくすることも可能だとは言える。

また、国立医薬品食品衛生研究所の調査で、平均的な一日の食事から摂取される放射性セシウムの量が、東京都では0・46ベクレル、福島県で3・39ベクレル、宮城県は3・11ベクレルになると推計している（『朝日新聞』2011年12月22日）**（＊2）**。

この推計は2007年度の国民健康・栄養調査の食品ごとの平均摂取量をふまえて、2011年9月と11月に福島県、宮城県、東京都で流通している食品を購入して調理し、摂取されるセシウムの量を計算したものだ。福島県では東京都の約8倍となっているが、それでも一日摂取総量で3・39ベクレルとなっている。その数値で計算してみると、大人で5・5ベクレル／体重kgとなり、現時点の数値と近似値になる。これは「東京の8倍摂取量の多い福島県」の数値だ。それでもこの程度で済んでいる。つまりもう少しがんばれば、バンダジェフスキー氏の心配するような危険な事態を避けることができる。

実際には多くの人たちが食品の汚染に気をつけているようだ。現にスーパーに閉店間際に入ると、残されているものは汚染地が産地のものばかりだ。現実がそうなっているのに、なぜ政府の基準のほうが甘いのだろうか。安全基準が現実より甘いのでは、健康を保つのに役に立たない。むしろ危険な食品の流通に役立ってしまうだろう。5ベクレル／体重kgを保つには、**図3**に示した**「ほぼすべてを1ベクレル以下、水は0・5ベクレル以下、摂取量の少ない油と砂糖のみ10ベクレル以下」というバンダジェフスキー氏実現レベルにしなければならない。**健康に悪影響をもたらすことのない食品の汚染限度は、そこまで絞るべきではないか。琉球大学の矢ヶ﨑克馬名誉教授は食品からの摂取ベクレル数について、「あえて言うとすれば1ベクレル以下」と述べているが、実際の計算でも同様の結果となった。政府の基準は残念ながら、「安全のため」のものではなく、「出荷しやすくするため」のものとしか言いようがない。そしてもうひとつは加害者である東京電力の賠償額を減らすためだろう。基準を1ベクレル／kgとして、それを超える食品は出荷させず、東京電力の賠償対象とすべきだ。

＊1　『朝日新聞』２０１１年10月28日　http://www.asahi.com/national/update/1028/TKY201110280651.html

＊2　同右２０１１年12月22日　http://www.asahi.com/science/update/1222/TKY201112220255.html

食品汚染の法則性

では日本国内の食品はどの程度汚染されているのだろうか。事故直後からわかりやすいデータを載せたホームページがあった。「財団法人食品流通構造改善促進機構」の「食品の放射能検査データ」だ。残念ながら２０１２年3月31日まででデータ更新を終えてしまっているが、非常に役立つデータだった。役立つ理由はデータを時系列順に載せてあるからだ。たとえば事故当初には、キャベツなどの葉物が汚染された。しかしその後のデータを見てみると、次に植えたキャベツはほとんど汚染されていない。なぜかといえば、ほとんどの野菜は、根から放射能を集めていないからだ。これは重要なポイントだった。

当初放射能が降り注いだときには、空から降る形で汚染したが、その後に根から吸収はされにくかったことを意味する。このデータを、毎日のように見続けていた。法則性を見出したいからだ。何がどう汚染されているのか、何を食べてはならないのかを知りたいからだ。学問的な興味ではない、実生活に役立つ知識を届けたい。私が「環境活動家」という肩書を名乗るのも同じ理由だ。役立たない、困っている人に届かない情報など、いかに学術的に価値があろうとも意味がないと思うからだ。

このホームページには、検査された地域の地図と事故からの日数と汚染数値が表示され、さらに下にはずらっと測定結果が表示されていた。さらに「詳細」ボタンも用意されていて、検査の詳細まで見ることができた。たとえばキャベツは当初、5000ベクレル／kgを超えるほど汚染されていたが、4カ月経過すると検出限界以下になっている。機械の検出限界についてものによっては表示されていた。こうした検出データを役立てれば、何が放射能を集めやすいか知ることができる。今では見ることができないため、厚生労働省の報道発表資料から、毎回のデータを見なければならない。また各地の市民の放射能測定室のデータ、生協などの独自調査データを確認しなければならない。このホームページが終了してしまったのは大変残念だ。

これまで見てきた中で、私なりに推理した法則性を以下に列挙する。毎日の食品の選択に役立ててほしい。

セシウムの性質と作物の移行係数

まず、前提としてセシウムの性質について簡単に理解しておきたい。「Wikipedia」によれば、「ほとんど全てのセシウムは、ベータ崩壊系列によって生成した中性子／陽子比の高いヨウ素とキセノンのベータ崩壊を通じて生成する。ヨウ素やキセノンは揮発性であるため、核燃料や空気を通じて拡散し、放射性セシウムはしばしば初めに核分裂した場所から離れたところで生成する」とある。**第2章の図2**で示したように、セシウムはヨウ素、キセノン（ともに気体）の形で飛んできた後、「初めに核分裂した場所（福島第一原発）から離れたところで生成する」のだ。このときすでに体内に入っていたなら、そのとき発するベータ線にも被曝することになることはすでに述べた通りだ。

また、セシウム１３７の沸点は金属の中では低く、厚生労働省・食品安全委員会のデータ（＊1）では７０５℃とされている。

その生成をたどると、セシウムは気体の放射性ヨウ素１３７やその次の放射性キセノン１３７の形で遠くまで飛ぶ。それがベータ線を放出してセシウム１３７になる。放射性物質は「微粒子」の固まりとなっていて、それがホコリに吸着して地表に落ちる。人々のところには、放射性物質の微粒子のホコリとして飛んできている。そのセシウムは土の中では粘土に選択的に吸着されて封じ込められる。閉じ込められる前の粘土の表面に存在する間は、植物の根の出す有機酸によって吸い上げられるが、粘土に閉じ込められてしまえば植物の根でも取り出すことができなくなる。

植物のセシウムの吸収量は、まず土壌の状態によって異なる。土壌の三大栄養素と言えば「窒素・リン酸・カリ（カリウム）」だが、窒素を含むアンモニアが多い状態では植物がセシウムを吸い上げやすくなる。逆にカリウムが多い状態では、カリウムと性質の似ているセシウムは吸い上げられにくい。

次に粘土質の土壌で（特に雲母系の粘土で）セシウムは閉じ込められる。日本の土壌は関東ロームのように、火山噴出物などが粘土化したものが多い。そのためセシウムは作物に取り込まれにくい。チェルノブイリ事故のあった旧ロシアは吸着が遅いポドソル土壌であったために、作物への移行が大きかった。土壌ではほとんど移動せず、表面から20センチ以内に存在して40センチ以深には入らない。よくセシウムは「年に1センチ程度しか土壌に浸透しない」と言われる。日本の土壌が粘土質であったことは、日本にとって不幸中の幸いだったと言えるだろう。セシウムが作物に移行しにくくなっていたからだ。

［図７］「農地土壌中の放射性セシウムの野菜類及び果実類への移行の程度」（農林水産省）

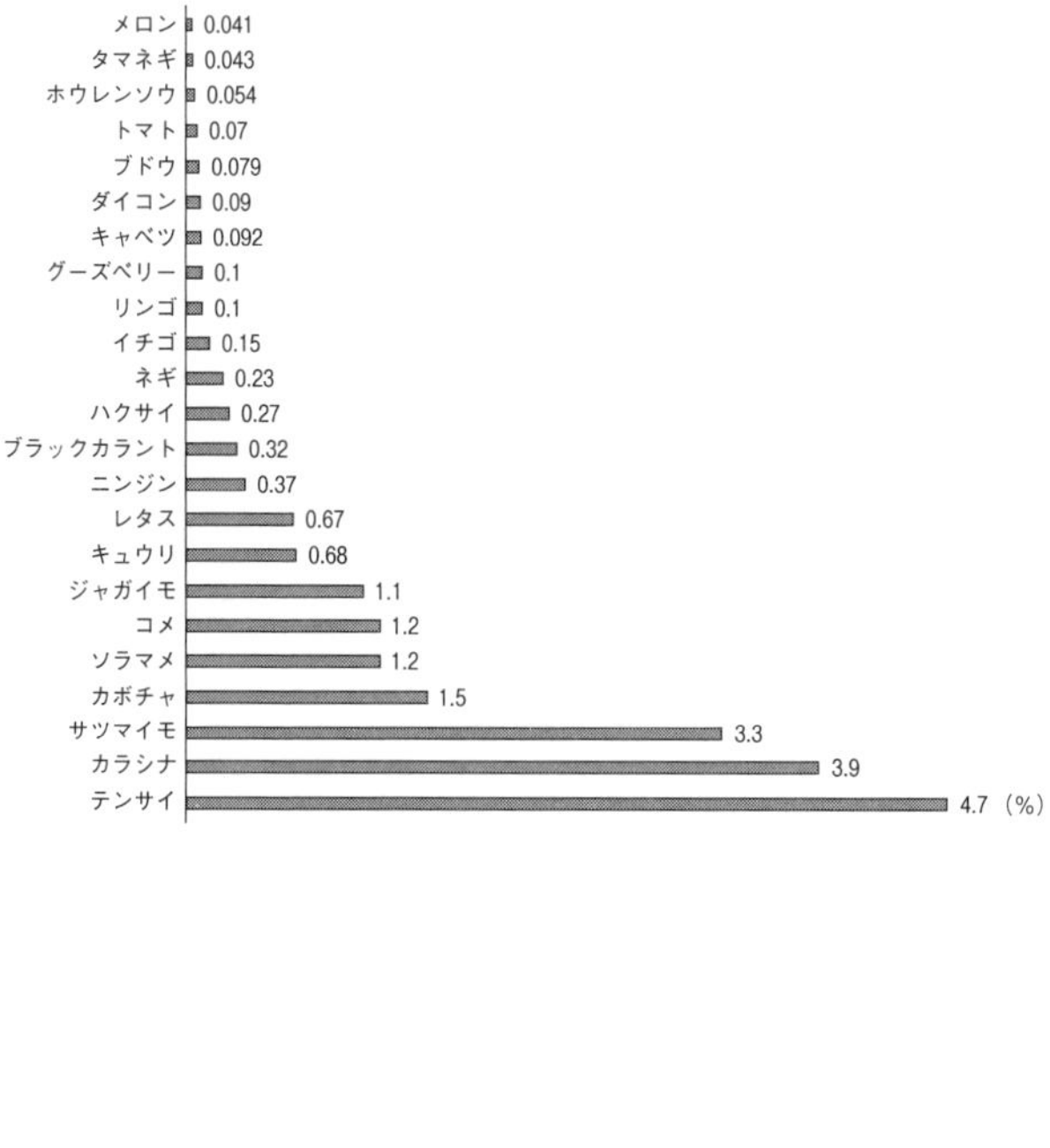

植物がセシウムを土壌から吸い込む率を「移行係数」という。移行係数をふたつ紹介したい。まずは農林水産省の「農地土壌中の放射性セシウムの野菜類及び果実類への移行の程度」で見ていくと、高いほうから「テンサイ、カラシナ、サツマイモ、カボチャ」の順で、低いほうから「メロン、タマネギ、ホウレンソウ、トマト」の順となっている**(図7)**。もうひとつは「ＮＰＯ法人チェルノブイリ救援・中部」の出している移行蓄積量のデータだ**(図8)**。どうやら傾向的には似ているものの、あまり一致しない点から考えると、土壌条件に左右される部分のほうが大きいと理解したほうがいいようだ**(＊2、＊3)**。

もし土壌条件の影響が大きいとすれば、土壌の改善でセシウム汚染の被害を少しは防げるかもしれない。まず、福島県内での汚染米は、「砂地に近い水田の場合に高かった」と現地で聞いている。確かに粘土に閉じ込められてしまえばセシウムはほとんど作物の根ですら吸収できなくなるのだから、**粘土の客土をする**のがいい。また、セシウムは深く入らないものだから、汚染土壌を除去するのであれば**土壌の耕しは最低限**にとどめるのがいいだろう。除去後は逆に、土壌に混ぜ込んでしまったほうが、作物に吸収されにくくなる。さらに土を20センチ以上被せられれば、放射線もほとんどくいとめられる。

また、アンモニアが多い土壌では作物への移行が多いという。セシウムは植物の三大栄養素の「窒素、リン酸、カリ」のカリウムと性質が似ていることから作物に吸収されるので、カリウムが土壌に多ければ吸収されにくくなる。**カリウムを増やして**アンモニアを抑制し、移行係数の少ない作物を作る対策をするのがいい。

またどうしても汚染の激しいところでは、「ファイトメディエーション」と呼ばれる「植物に吸い

[図８] セシウム137の野菜への蓄積

※NPO法人「チェルノブイリ救援・中部」による資料（P.12）

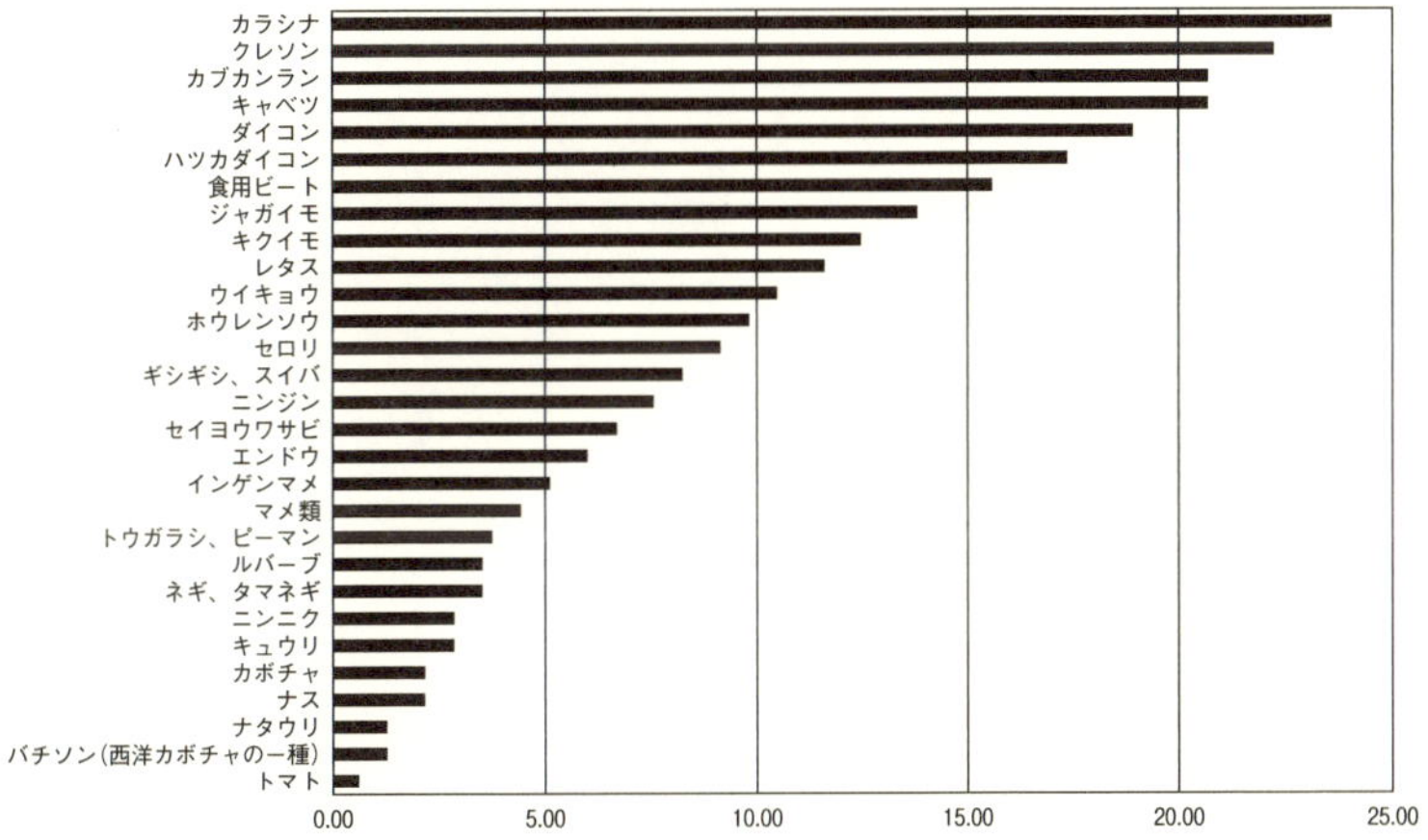

蓄積率（ポドソル性砂質土壌で栽培した時）

[図９] 失われた栄養価――野菜の栄養調査

1950年と2005年の比較（単位：ミリグラム／100ｇあたり）

品名	栄養素	1950年	2005年	2005/1950
ニンジン	鉄分	2	0.2	10%
	ビタミンA	13500	2533	19%
	ビタミンC	10	4	40%
ホウレンソウ	鉄分	13	2	15%
	ビタミンA	8000	1166	15%
	ビタミンC	150	35	23%
トマト	鉄分	5	0.2	4%
	りん	52	26	50%
	ビタミンA	400	150	38%
ミカン	カルシウム	29	17	59%
	鉄分	2	0.1	5%
	ビタミンA	2000	290	15%
	ビタミンC	40	35	88%
リンゴ	鉄分	2	0	0%
	ビタミンA	10	6.6	66%
	ビタミンC	5	4	80%

※科学技術庁食品標準表から作成

取らせる」方法で、セシウムを除去する方法があり得る。よくヒマワリやナタネが言われるが、可能ならコケやキノコ類、牧草、手が切れるほど堅い葉を持つササや竹、イネのほうが効果的だろう。それによってセシウムを集め、高汚染部分を地中に保管する方法がある。しかし汚染土の保管先すら決まらない今、集中的に管理するのは困難に思える。200年後にはセシウムがほぼなくなることを考えると、セシウム汚染ですんでいる地域では、汚染土をその地で、200年間は掘り返さないように管理したほうがいいように思う。そしてこれは経験的な話だが、知る限りでは有機農家の作物は汚染の移行が少ない。特に土壌に米ぬかや竹パウダーなどの乳酸菌発酵させた熟肥を入れた土地では汚染の移行が少ないようだ。そのことはチェルノブイリ原発事故後の対策について研究している、アレクセイ・ネステレンコ氏の率いるベルラド研究所（＊4）のデータからも認められている。いわく、「非常に効率的で安価な方法は、肥料とともに微量元素を入れることである。それらは植物中の放射性核種の集中の低下を促し、収量の増加をもたらす。植物への放射性核種の移動の減少のために、微量元素を入れる理論的正当性は、微量元素のカチオンが、植物の根が栄養として吸収するセシウム137とストロンチウム90の対抗物として働くという事実で結論づけられる。微量元素を入れることにより、植物へのセシウム137とストロンチウム90を2、3倍減らすことが可能である」と書かれている。

そもそも食物の微量栄養素は、農薬が使われていなかった1950年と農薬・化学肥料が一般化した（「慣行農法」と呼ぶ）2005年とを比べると、品種によっては10分の1ほどに減ってしまっている（**図9**）。抗酸化物質も少なくなり、酸化されて変色するまでの時間が大きく異なっている。それらが健康には大きく作用する。実際に長崎県のNPO法人「大地といのちの会」代表吉田俊道氏は、学校や保育園で有機・無農薬の「元気野菜づくり」を指導しているが、その結果、それを食べた低体温症の子ども（今では半数近い）の体温が回復し、病気をしなくなり、病気しても回復が早いなどの効果を生んでいる。よく言われる無農薬だから虫喰いがあるというのも俗説で、「元気野菜」では虫に喰われすぎることもなく、抗酸化効果も大きい。消費者も微量成分を摂取するために野菜を10倍食べるのではなく、10倍値段が高くてもそちらを選ぶようになるほうが現実的だし望ましい。今回の福島第一原発事故は痛ましい被害を与え続けているが、これを機にただ「カネを出せば買える食」から、「カネの問題ではない体を支えるための食」に変われるといい。

消費者もなるべく生産者に協力し、安全な数値であれば福島産であっても惑わされずに購入すべきだろう。そのためには食品の安全基準の厳格化と測定、加害者東京電力の賠償が必要だ。生産者が賠償金を受けるために誰も食べないものを育てるのは苦痛だし、消費者は汚染されていなければ産地にこだわらず食べるのがいいと思う。現在、多くの人が上に見たように安全なものを選択して食べているおかげで体内のセシウムレベルは少ない。では選択されなかった政府基準内の食品はどうなっているのか。その多くが買い叩かれて外食産業に流れているという。実際、外食産業では汚染食材が確認されている。

「食べて応援」の食材は、実際には買い叩きにあってほとんど収益になっていない。２０１１年の福島産の農作物の出荷量は大きかったが、それによって得られた収入は最低額だった。実際に安心して食べられて、支えられる仕組みが求められている。その前提として食品の安全基準を厳しくすべきだと思う。

＊1　「食品安全委員会」ホームページ　資料3：セシウムとりまとめ（案）

http://www.fsc.go.jp/fsciis/meetingMaterial/show/kai20110630so1

＊2　各種農産物における放射性セシウム（Cs－137）の移行係数（土壌の放射能汚染をどう考えるか）
http://yamazaki-i.org/kou/KOU125_henshubu_mori.pdf
＊3　農水省「農地土壌中の放射性セシウムの野菜類及び果実類への移行について」
http://www.maff.go.jp/j/press/syouan/nouan/110527.html
＊4　ベルラド研究所『農作物への放射能対策』
ringono.com/wp-content/uploads/provision_for_crop.pdf

汚染される食品を覚えて避ける

事故当初、まず放射性物質は表面に降り注いで汚染した。それは表面に落ちたホコリなので、表面の一枚をむくか、水で洗えば落とすことができた。それが一カ月ほど経つと、食べ物の内側に入り込む。現時点ではすでに洗って落ちるものではなくなっている。

すべての食品の汚染の数値を覚えるのはまず無理だ。そこで、汚染の可能性のあるものだけ覚えるのがいい。まず野菜類は例外的に高くなるものを除くと、決して高い汚染レベルではない。例外的に高いものとして、土の中にある**「レンコンとサツマイモ」**、そして福島市近郊の測定結果をまとめた「CRMS市民放射能測定所福島」のデータを見ると、**「ツルムラサキ、ほうれん草、小松菜、菜の花、茎立ち菜、みょうが」**と**「大豆、小豆」**が高くなっている**（図10）**。他に高くなるのが**「タケノコ」**などの手が切れるほど堅い葉を持つもの、春に土から伸びてくる**「コゴミ、フキノトウ、コシアブラ、タラの芽などの山菜類」**、**「栗、ユズ、キウイ、ブルーベリー、柿、梅、みかんなどの果実類」**、**「セージ、ローリエ、タイム、ミントなどのハーブ類」など**がある。なんと言っても要注意なのは**「シイタ**

[図10] 食品注意情報

「CRMS 市民放射能測定所福島」作成 「食品注意情報」より

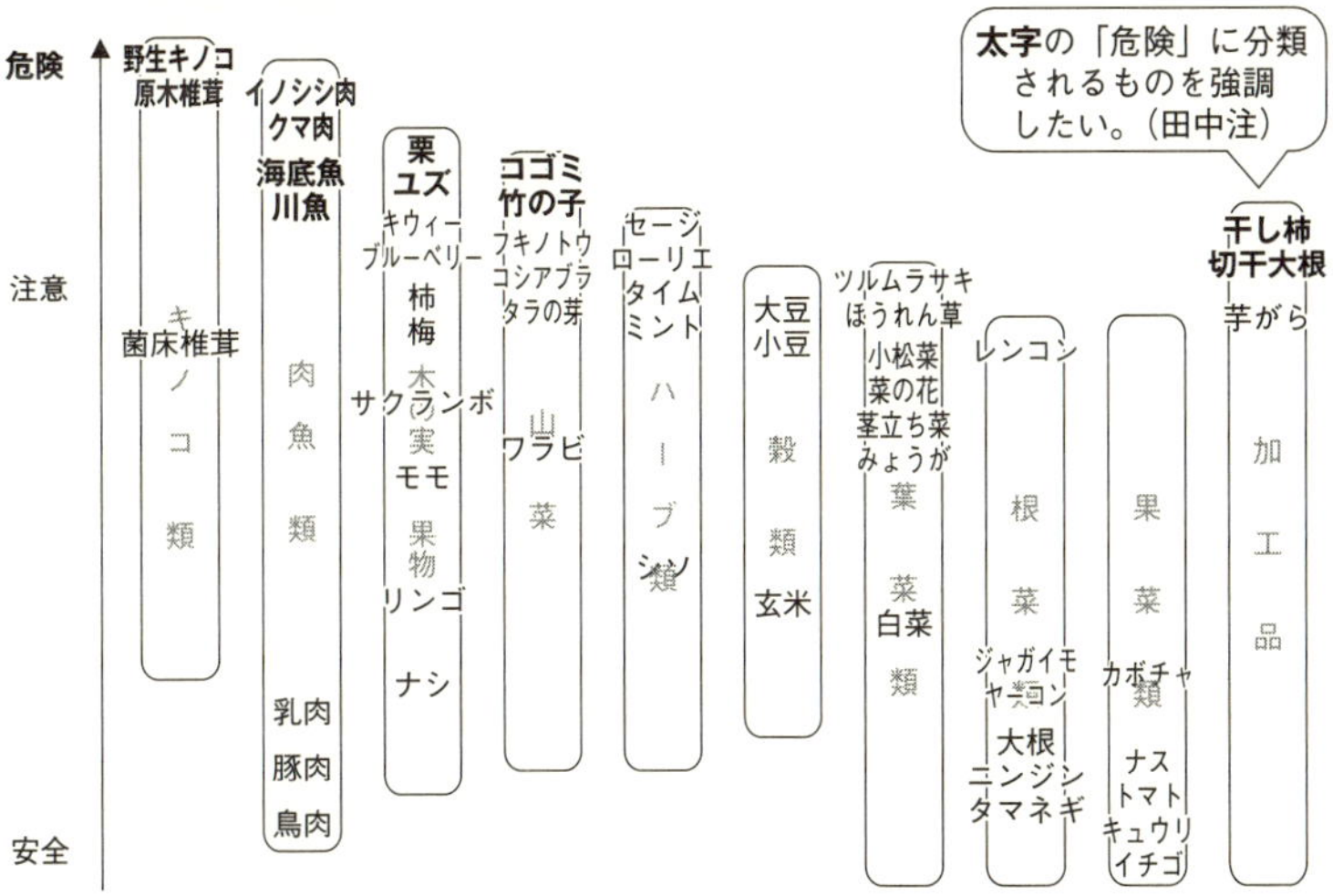

福島市近郊の測定結果をもとに順位づけしました。
放射能は栽培条件などで大きく変わりますので注意の必要なものは、測定して確認してください。

[図11] ストロンチウムとセシウムの濃縮係数

三重大学生物資源学部准教授 勝川俊雄氏の公式サイト
http://katukawa.com/より引用

魚丸ごと	3.0
魚の身	0.4
魚の骨	25
イカタコ	0.3
二枚貝の身	0.4
貝殻	130
エビカニ	55
棘皮類	21
褐藻	17

ストロンチウムの濃縮係数

イカタコ	9
植物プランクトン	20
動物プランクトン	40
藻類	50
エビカニ	50
貝類	60
魚	100
イルカ	300
海獣(トド)	400

セシウムの濃縮係数

ケ」などのきのこ類だ。特に野山に自生しているものが高い。その結果、生態濃縮するために、**野生のクマやイノシシ、シカ、キジ、カモ肉**が高くなる。スウェーデンでは特に放射能を集めるコケ類だけを食べている**トナカイ肉**が非常に高い汚染レベルになった。放射能を集めると言われた「ナタネやヒマワリ」も多少は集めているものの、想像していたほどではなかった。総じて野菜はさほど汚染が高くなりにくいと言えるだろう。

心配なのは生体濃縮するものだ。生態濃縮とは、たとえば水の中に薄い濃度の放射能が入ったとすると、それを微生物が栄養と勘違いして濃縮し、さらに小魚が食べて濃縮し、大魚が食べて濃縮し、さらに大きな動物が食べて濃縮するというメカニズムだ。セシウムは一般的に濃縮度は高くないと言われるが、「濃縮係数」を調べてみると、意外に大きい。「一次生産者」である植物の段階と比べると一次消費者、二次消費者、と濃縮されていく。忘れてならないのは、セシウムの後ろに隠れているストロンチウムなどの存在だ。すでに述べたとおり海水にはストロンチウムがセシウムの3割から5割近くも流れている。ストロンチウムの濃縮係数はセシウムより低い**(図10)**が、体内に入ると排出されにくいので、海の魚の場合にはセシウムを汚染の指標として考える必要があると思う。

この生体濃縮では、**「肉、卵、魚、牛乳」**が問題になる。しかし豚肉、鶏肉、卵ではこれまで汚染は例外的なものを除いてほとんど検出されていない。理由はアメリカ産の配合飼料を与えているからだ。良いことではないが、アメリカ産の配合飼料を与えているから、汚染が出ていないのだ。牛肉の場合は、汚染された稲わらなどを与えたことから肉に汚染が起きた。それと同時に牛乳も汚染された。牛乳が深刻なのは、その集荷システムに問題があるからだ。牛乳は集荷時に検査せず、どんどん混ぜて生産しているために量的には薄められていく。その結果、基準を超えることはまずない。しかし逆に牛乳は、少なくともゼロにはなりにくい。もしゼロのものを選びたかったら、産地限定の牛乳を選択するか、汚染レベルを測定するしかない。産地限定の牛乳であれば汚染が避けられるが、避けられないのが学校給食の牛乳だ。価格的に安く納品されているかわりに避けがたい。すでに7ベクレル、12ベクレルという数字の汚染が見つかっている。しかしそれが安全と言えないことは、これまでの話で明らかだろう。学校給食で子どもたちに一日牛乳200cc（5分の1kg）与えるということは、その中に10ベクレル／kg入っていたら、それだけで2ベクレルを摂取する。一日の摂取量上限の2・35ベクレルのほとんどを占めてしまう。国立医薬品食品衛生研究所の2011年12月の調査（＊1）では、平均的な1日の食事から摂取される放射性セシウムの量は東京都では0・46ベクレル、福島県で3・39ベクレル、宮城県は3・11ベクレルになっている。それと比較して牛乳の摂取量は大きいので、注意を要するものと思う。その後、2012年3月23日に農林水産省等による「放射性セシウムを含む肥料・土壌改良資材・培土及び飼料の暫定許容値の設定について」（＊2）で基準が改定されたが、牛に与えてよい汚染された飼料の最大基準が100ベクレル／kgとなっていることから、今後も注意が必要になってしまうだろう。

＊1　『朝日新聞』2011年12月22日付　http://www.asahi.com/science/update/1222/TKY201112220255.html

＊2　農林水産省消費・安全局長、生産局長、林野庁長官、水産庁長官から各都道府県知事に向けて「一部改正平成24年3月23日」として出された「放射性セシウムを含む肥料・土壌改良資材・培土及び飼料の暫定許容値の設定について」　http://www.maff.go.jp/j/syouan/soumu/saigai/pdf/110801_tsuchi_tokekomi.pdf

深刻な魚の汚染

肉類以上に深刻なのが魚だ。魚の中でも汚染度の高いのが**川魚**だ。川では栄養素が少ないので、川魚は効率的に栄養も汚染も集め、特に**アユ**は汚染を集めるコケを食べるために汚染度が高くなる。意外なことに同じ海に住んでいても**イカ・タコなどの頭足類**は汚染が低い。次に低いのが**エビ・カニなどの甲殻類**だ。しかしわからないのが隠されているストロンチウムの汚染度だ。セシウムの値が低いからといって、エビ・カニが安全とは限らない。測定が困難なストロンチウムの汚染度が不明だからだ。ほぼ骨に集中するので骨ごと食べないほうがいい。魚では、特に**海底に棲む魚介類**と、近海に棲む寿司のネタでいう**「ヒカリモノ」の魚**が問題だ。すでに回転寿司で汚染が確認された例もある。そして次が**回遊魚（クジラ、イルカ、マグロ、カツオ、カジキ、サバ、サンマ、イワシ、ニシンなど）**になる。回遊魚では、時間が経つにつれて魚食性の魚は生態濃縮するので高くなる可能性がある。そのためイルカやトドでは数百倍濃縮する。福島沖の魚**ムラソイ**や**アイナメ**から最大25万4000ベクレル／kgものセシウムが検出されたことから、実際には相当に濃縮する**（図11）**。

ただし全ての海が汚染されたわけではない。というのは、汚染水を垂れ流した福島の海には、海流の流れがあり、日本にとっては「不幸中の幸い」となっているからだ。福島沖に流れた汚染は、千島海流という北海道側から南下する寒流によって南に流される。南に流れていくと今度は、茨城と千葉の県境に位置する犬吠埼沖で、南西から来る黒潮の強い流れにぶつかる。そしてハワイ側に押されていく。だから福島から流れた放射能は、犬吠埼まで流れると、犬吠埼で黒潮にぶつかってハワイ側に流れていくことになる。一方、千島海流は黒潮ほど強くはないので、逆流して宮城県金華山沖、北海道の苫小牧周辺と青森県の間へも回ってしまった。今は新たな汚染以外は日本近海を離れたが、**アイナメ**などでは苫小牧周辺でも汚染が確認されている。しかし汚染の焦点は、福島県沖と茨城県沖が問題になる。千葉の房総沖は、黒潮の強さによってほとんどの汚染が避けられた。

もうひとつの汚染は、陸に降り注いだセシウムが川に流れ込んだ汚染だ。東京湾に注ぐ江戸川・荒川の上流には利根川、鬼怒川があり、その上流は放射能が多く降り注いだ群馬県、栃木県になっている。それが川を経て東京湾に流れ込む。東京湾は閉鎖的な湾なので、汚染が流れ出しにくい。この川の流れから、**カレイ、ハゼ、キス、アイナメなどの江戸前の魚**にも汚染が広がりつつある。同様に福島県の猪苗代湖周辺の汚染は、新潟側に流れ出る阿賀野川につながっている。会津地方の汚染レベルは幸い、福島県内でも少ないが、それでも新潟市内で水道汚泥（河川水を浄化して水道水を作るときに発生する汚泥）に高い放射線量を出させ、新潟市近くの魚にわずかながら汚染を生じさせている。宮城・岩手に降った放射能は海沿いを流れたが、一部は内陸の一関周辺を汚染した。その汚染もまた、北上川から石巻市近くの海に流れ出る。三陸沖でわずかに魚の汚染レベルが上がっているのは、そのせいではないかと思っている。

こうした海域の魚は汚染されている可能性があるが、日本全体ではないことを覚えておいてほしい。私は食べ物すべてを海外産に頼ることには反対だ。可能な限り日本の生産者を守って食べていきたい。しかし安全な放射能汚染レベルとの相克なのだ。なるべく日本の生産者を守りたい。だから安易に三陸沖や北海道までが汚染させられたとは言いたくない。そのためになるべく詳細に調べているのだ。日本海全域、房総半島から西側は、川から流れ出た汚染と、汚染海域から回ってくる回遊魚を除いて、新たな汚染がなければほとんど心配ないだろう。

魚を買うときは、なるべく汚染のレベル（汚染のベクレル数）によって選ぶようにしてほしい。今ではイオングループや生協ではデータも公表しているので、それによって選んでほしいと思う。ここでも大切なのは、政府の食品基準をもっと厳しくさせることだ。

セシウムを特別集める食品

さて、他にもセシウムを特別集める生き物がいる。コケや、より原始的な藍藻《らんそう》類だ。今、福島や関東では放射能レベルが何万ベクレル／kgというような「黒い粉、黒い土」と呼ばれる土が発見されている。コンクリートの道路上に、まるでホコリが貯まったみたいに落ちている。これを調査した結果、シアノバクテリアなどの藍藻類と見られている。光合成する菌類だ。これがセシウムを集めている。チェルノブイリのときにもスウェーデンに住むサーミと呼ばれるトナカイと共に暮らす人たちが汚染された。それはトナカイが食べる寒地のコケがセシウムを集めていたためだった。それがアユのように生物を経由して食物に入ることがある。

そしてセシウム汚染で有名なのがキノコ類だ。これもまた菌類で、特に**シイタケやナメコ、クリタケ**などが高い。しかも乾燥させるとキログラム当たりのセシウム量が多くなるので高くなる。その数値で見ると、一番汚染されていないはずの九州各地にも汚染値が出る。セシウム１３７の半減期は30年だが、１９８６年のチェルノブイリの汚染は未だに半分強が残っており、１９６０年代の大気圏核実験の分も4分の1程度残されているためだ。シイタケは特に放射能を集めるので、今なお以前の汚染分で数値が出るのだ。その場合、セシウム１３７が検出される一方で、半減期が2年と短いセシウム１３４が検出されないので福島原発由来でないとわかる。したがって汚染は汚染された原木を用いたシイタケで高く、汚染されていない地域の菌床シイタケが低い。かつては福島産の原木が日本全体に多く使われていたが、現在は和歌山県産に代わりつつある。

九州のシイタケの汚染は、これまで測定していなかったからわからなかったものが、今になって見つかったものだ。「菌床シイタケ」ですら汚染が検出されることがある。ものすごく放射能を集めてしまうのが、シイタケなどのキノコ類の特徴なのだ。イノシシの汚染が激しいのもこれと関係している。イノシシの大好物がキノコであるためだ。ドイツでは政府がハンターたちに懸賞金を出して、汚染度の高いイノシシを買い上げている。それによって「ファイトメディエーション」（生物により汚染物質を濃縮させて、環境から吸収・除去する方法）として森の汚染を減らすと同時に、人々の内部被曝を防いでいる。日本にもこうした仕組みが必要だと思う。

チェルノブイリでは、ブルーベリーなどのベリー系がセシウムを集めている。日本でも同様だが、日本ではブルーベリーがあまり一般的ではないことと、最大生産地の長野県が、軽井沢より西側がほとんど汚染されていないことのおかげで心配は少なくなっている。**いちご**はハウス栽培が一般的なので汚染されにくいが、栃木県産で6ベクレルほど検出されたことがある。

ベリー以外で汚染が高いのが果物だ。**柿、くり、うめ、りんご、もも、梨、ぶどう、キウイ、そしてミカンなどのかんきつ類**などだ。これらの果物が数十ベクレル／kg程度汚染されている。汚染されている果実は樹木性の果実だ。この果実に放射能が入った経路は土からではない。セシウムは土壌深くまで入り込んでいないからだ。放射能が降り注いだ2011年の3月、木々はまだ新緑の始まる前だった。冬で枯れ木のようになった木々の枝や幹に放射能は貼りついた。そこから幹を伝って入り込んだようだ。樹木は樹皮の内側で水を吸い上げている。その行き先は光合成する葉と子孫になる果実だ。このルートから樹木系の果物が汚染されたようだ。お茶も葉などを経由して入り込んだものと思われる。ただしこの汚染は、翌年には大きく減少している。おそらく5年後には心配ないレベルに落ちるのではないだろうか。お茶の汚染値が特に高いのは、お茶は洗わずに乾燥させるため、キログラム当たりの数値が高く表示されることになるためだ。

また、部分的に高いものもある。コメの胚芽、麦の麦芽、モミの部分などだ。生物は子孫を残すために惜しみなく養分を種子に与える。その結果汚染が高くなってしまったものだ。コメでは約6割の汚染が胚芽に集められているので、**汚染の可能性のあるコメは玄米で食べないほうがいい**。それだけで汚染値を6割下げられる。研いで流すとさらに減る。さらに水を加えて炊くので、食べる時点ではキログラムあたりのセシウムレベルはもっと減る。麦の場合は乾燥させて挽いた小麦粉にしてから使われる。そのため汚染されたものが市場に出回るのは通常1年遅れる。つまり2012年からの小麦粉が要注意なのだ。小麦の汚染の方が汚染度は高くなる可能性がある。しかし国産小麦は小麦全体の20％程度となっている。大変残念なことだが、汚染地の**国産小麦**には注意が必要になった。大麦は特に汚染の高い麦芽部分がビールに使われるので、**ビール**にも時折1～8ベクレルの汚染が出ている。今後は国産小麦を使用した**うどん**なども注意する必要がある。実際に70ベクレルを超える乾燥麺も確認されている。

ただし、乾麺をそのまま食べるわけではないので、食べる時点のキログラムあたりのセシウムレベルはかなり下がる。汚染していたとしても調理で下げる方法もあるので知っておいてほしい。**煮こぼすこと**でセシウムの汚染値は下げられるし、**あく抜き**でセシウムなどの半分強が流れ出る。**お酢に浸すピクルスなど**は酢にセシウムの半分が流れ出る。浸した酢のほうは飲んではならない。**肉や魚でも**

煮ることで煮汁に流れ出る。特に魚の場合は内臓への蓄積が多いので、**内臓部分は食べない**ほうがいい。また、**食塩水につけておく**だけでも半分弱程度除去できる（＊1）。

バターやチーズの場合には、原料の牛乳の9割近くのセシウムが取れている。汚染部分は**乳清（ホエー）**の部分に移るためだ。しかし厄介なことにその乳清が**パンや菓子**に使われている。先ほどの小麦とともに、パンも汚染されていることがある。

再度言うが、誤解してほしくないのは、全国すべてが汚染されているのではないことだ。汚染された食品が出ているのは、まさに放射能が届いた汚染地図に比例している。日本がダメだからと海外からの食品を選んだのでは、これまでせっかく進めてきた地産地消を台無しにしてしまう。海外産でも場所によってはチェルノブイリ原発事故の影響が残っているものもある。しかも被害者である生産者を加害者のように扱うのも間違っている。もちろん政府も東京電力も自治体もさっぱり当てにはならない。だからといって愚痴を言うだけだったり、何もしなかったり、海外産のものを使うだけでは何も解決しない。かえって事態を悪化させてしまうだろう。生産者とともに解決策を探すべきだ。見捨てるのではなく、「食べて応援」のような安易な対策でもなく、きちんとここで生きていくための対策を考えるべきだと思う。

＊1 財団法人 原子力環境整備促進・資金管理センター「食品の調理・加工による放射性核種の除去率」 http://www.rwmc.or.jp/library/other/kankyo/

なぜ調べるのか

私がこうして調べることにしたいきさつは、「ファイトメディエーション」にナタネが使えるという話を聞いていたためだった。これで農地の汚染を取り去ることができれば、汚染の高くなったナタネだけ隔離すれば除染ができるかもしれないと考えていたのだ。しかし私が2011年夏、茨城県の農家の友人から「ナタネからはほとんど放射能が出ていない」と聞いた。その時私はほっとした。もちろん汚染されていれば除染に使えると考えていたのだが、逆に不安も感じていたからだ。なぜならナタネはアブラナ科の植物で、私たちの食べている野菜の多くがアブラナ科なのだ。キャベツ、カリフラワー、ブロッコリー、カブ、大根、野沢菜、水菜、白菜、わさびに至るまで、全部アブラナ科の植物だ。この中のナタネがセシウムを集めるのだとしたら、食べるものがなくなってしまうと思ったからだ。

しかしその後の値を見ると、確かに他の作物よりはセシウムを集めているが、同じアブラナ科の植物でも、「移行係数」で見るとおりセシウムの吸収には差があった。今ではむしろ、土壌の性質の影響のほうが多いように感じている。

こうして汚染の可能性の高いものを調べると、端から端まで測定しなくてもいいことがわかる。むしろ一食分何もかもをミキサーでかき混ぜて測定するほうが問題がある。なぜならなんでも混ぜてしまえば全体の中では多少の汚染物が入っていたとしても、「不検出」になる可能性が高くなるからだ。汚染されたタケノコやキノコが入っていても、量的には多くはないから「不検出」になりかねない。それよりあたりをつけて、高くなる可能性のあるものを個別に測定して避けた方が被曝を避けられる。「不検出」は「ゼロ」ではないのだ。

そしてこれらのことを伝える努力をしてほしい。多くの人たちはまだ知らないから、程度を見て判断することができずにすべてを恐れるか、まったく無視してしまう。それより、「今の時点ではキャベツはほとんど汚染されていない」と伝えてもらえた方がずっといい。私は問題を解決できる方法を考えるために活動している。ちょっと知っておけば防げる被害がある。そのためには現実的な調査が必要なのだと思う。

２０１２年4月から、会津の「すとう農産」のおコメの販売に協力することにした。40年前から無農薬で農業を続けてきて、合鴨農法や土着菌を使った米ぬか発酵の土づくりを続けている農家だ。農家としては実に２００年続いている。原発事故があって、すとうさんは心配になって放射能汚染レベルを測定した。一回目「不検出」。しかし精度が十分ではないと感じたすとうさんは、再度もっと厳密な精度で調べた。１ベクレル／kg以下も測定できる装置でも「不検出」だった。これで大丈夫だと思った矢先、福島県産だからと注文がキャンセルされた。その話を『美味しんぼ』原作者の雁屋哲さんに相談されて、私も手伝おうと思った。２０１２年収穫のコメも不検出だった。私自身はずっとこのコメを食べ続けている。もっともっと地を這うように調査したい。**解決できることなら解決したい。このまま大きな汚染につぶされるのはイヤだ。それが私が今なお調べ続ける原動力になっているのだと思う。**

さて、先の**体内セシウム量5ベクレル／体重kg以下**を実現することは可能だろうか。一日に摂取できるセシウム量は2・35ベクレルまでとなる。これを実現するには、主要な食品である野菜、穀類、乳製品、くだもの、魚・肉、イモ類、豆類をすべて1ベクレル／kg以下とし、さらに飲料水を0・5ベクレル／kg以下とする必要がある。おおよその目安として、食べ物は1ベクレルを目安にしたい。生活の中で、この数字を超えるものは選択しない、もしくは多量に食べない必要がある。

本当にこれほど厳しい数字を実現できるのだろうか。ところが宮城、福島、東京の3都県の中で最もセシウム摂取量の多い福島県でも、すでに見たとおり1日当たり3・39ベクレルにとどまっている。ということは現時点で、ほぼ近い値まで実現できていることになる。あと少し政府の食品基準を厳しくすれば実現可能だ。今後の汚染を考えると、放出された当初、セシウムの半分を占めているセシウム134は、2年で半減期を迎えるので2013年には半分になっている。全体では約4分の3に減る。一方で土壌に入り込んだ汚染は、作物に入り込む数値は上がるかもしれないし、粘土質に取り込まれて入り込みにくくなるかもしれない。今の除染方法では、農地を除染したとしても、おそらくセシウム134の減り方を上回ることはないだろうと思う。

問題なのが検査装置の精度だ。低いレベルまで測定できる放射能測定器が、導入可能だろうか。鎌倉市では2012年4月9日から、市立小学校や保育園の給食食材のための高性能測定器を導入した。その測定器であれば、時間をかければ1キロあたり1ベクレル以下でも測定可能だ。鎌倉市は約1740万円で購入し、年間約400万円の経費が必要、としているが、2年経てば外部に調査を委託するより安くなるという（＊1）。今後はさらに安くなる。導入可能なのだ。

政府が厳しい基準を作ることになれば、当然地域によっては生産が困難になるし費用もかかる。しかしそれは人々の健康を守るためには必要なコストだろう。医療にかかるコストは通常、医療費用より予防費用の方が安い。おそらく生産者などに補償する費用の方が、放射能被害を生んで医療費負担を増やすよりはずっと少なくなるだろう。「風評被害」はなくなり、明らかな実害を伴う汚染食品と安全な食品に分かれることになる。一部の富裕層だけが安全な食べ物を食べられ、貧しい層、生活に追われて考える余裕のない人は食べられない現状は不公正だ。そのためにも基準を厳しいものにしたいと思う。

＊1　「高性能器で給食の放射能測定へ、小学校や保育園で／鎌倉」２０１２年４月５日、神奈川コミュニティーサイト「カナロコ」 http://news.kanaloco.jp/localnews/article/1204050006/

免疫力を強くする食品

すでに放射性物質を食べてしまっていて、被曝していたとしてもまだ対策はある。なぜなら放射能の影響は確率的影響で、「10万人当たり5人ががんになって死ぬ」というような形で被害が出るからだ。特にがん以外の疾病では、放射能が免疫力を下げるために一定比率の被害が出る。それは長年の被害の蓄積に比例するのだから、今からでも蓄積を減らすことができる。遅いということはないのだ。

1　まず対策として重要なのが、がん死する5人に当たらないことだ。どういう人が5人に当たりにくいか？　免疫力が高い人だ。免疫力の高い人には特徴がある。前向きな人だ。後ろ向きで、「もうだめだ、絶望的だ」と言う人は免疫力が低く、5人に選ばれやすくなる。だからまず、どんな状況でも未来に立ち向かう前向きさが重要だ。どんな事態が起ころうと「もうだめだ」とは絶対に言わない。これが免疫力を高めるまず最初の方法だ。

2　次に、放射能からの放射線を浴びてがん化するルートのひとつは、「フリーラジカル反応」という「酸化反応」だった（第3章「内部被曝とダメージ」参照）。それなら**抗酸化物質**を摂取するのがいい。抗酸化物質とは、**たとえばゴマのセサミン**のような物質だ。その抗酸化物質は何に多く含まれているのかを調べてみると、野菜や果物に多い。なぜなら、光合成しなければならない植物はいやでも日に当たる。日に当たると日焼けして黒くなるだけではなく、紫外線という非常に危険な電磁波を浴びて遺伝子が壊される。日に当たる作物は、光合成している間じゅう、遺伝子を壊されているのだ。

そのままだったら滅びてしまうので、植物は必死に抗酸化物質を作りだしている。だから果物や野菜には抗酸化物質が多い。ただし抗酸化物質は多種多様に存在し、特に**野菜、果物、穀物、卵、肉、マメ、木の実**などの食品に多量に含まれている。もちろん人工的にも作られる。こうした抗酸化物質を野菜から取っておけば、紫外線と性質が似ている電離放射線（「放射能」と呼ばれるもの）対策になるはずだ。果物や野菜などからの抗酸化物質を多く摂ることが第二の対策になる。

3　また、ラットでの実験結果がある。ラットに放射線を浴びせて、特定のものを与えた場合とそうでない場合とで生存率を比較したものだ。その結果で見ると、いくつかの物質を与えた場合にラットが長生きしている。第一に**乳酸菌**だ。しかし乳酸菌にはたくさんの種類がある。これまでの実験で調べた結果はどれも長生きしているので、大まかには乳酸菌はどれでも長生きさせる効果があるようだ。しかし乳酸菌と聞くと、たいがいは「ヨーグルト」をイメージしてしまう。それ以外にも私たちが伝統的に食べているものがあるのだ。**ぬか漬けや野沢菜漬け、キムチ**などの漬け物もすべて乳酸菌発酵だ。伝統的な発酵食品から乳酸菌を摂ることができる。

次に麦芽を発酵させた**ビール**や**ビール酵母**でもラットは長生きしている。一方で麦芽はセシウムを集めやすいものだが、たいてい体にいいものは放射能を集めやすい。ビールをラットに飲ませた効果は、34％も長生きさせたという。それなら毎日3杯飲んだら100パーセント大丈夫、と思いたくなるがそうはならない。34％止まりだ。

また、発酵食品のひとつに**味噌**がある。これも学術データで確認できるが、同じ味噌でも熟成度の高い味噌の方が効果が大きかった。何年もたっているような熟成味噌の方が効果が高い。

ただし医師の一部は、これを否定している。なぜかというと、「それはラットのデータであって人間のデータではないから」だという。今後も人体実験は許されないだろうから、そういう学者たちに任せていたら1万年経っても結果は出ないことになる。そこで、私はこう考えるのが一番いいと冗談交じりに表現している。「自分は体質がラットに似ていると思う人だけ信じればいい」と。私は体質がラットに似ていると思っているので、これらを摂りたいと思う。

こうした体にいいものをトータルで見てみると、何のことはない、伝統的な発酵食品がいいことになる。特に「医療と食料は同じ源に発しているから、錠剤を飲むくらいだったら食物で摂れ」という「医食同源」の考え方の日本食が良いのだと思う。

体内から放射性物質を追い出す食品

「でももう食べちゃった」という人もたくさんいるだろう。体の中が汚染されていてもまだ対策がある。「キレート」と言って「カニの爪のようにセシウムのような汚染物質を引っかけて排泄する効果」のあるものがある。その**キレート効果**の大きなものとして認められているものが**「食物繊維」**だ。「食物繊維」と聞くと、セロリを食べたときに歯に引っかかっている長い繊維を考えてしまう人もいるだろうが、それは植物の繊維であって「食物繊維」ではない。「食物繊維」は「ヌルヌル」だ。なめこの「ヌルヌル」、おくらや納豆の「ヌルヌル」、ワカメの「ヌルヌル」、あの「ヌルヌル」が食物繊維だ。この食物繊維には、キレート効果が認められている。

その食物繊維の一つに「ペクチン」がある。**リンゴ、桃、バナナ、ココアに含まれているペクチン**は、セシウムに対してキレート効果がある。ペクチンの錠剤は、もともと核戦争を想定していたアメリカ、旧ソ連の両政府が自国の軍隊を守るために開発したものだ。軍事用には海藻類から作っていたが、チェルノブイリ事故後に子どもに与えるために、臭いのない果物から作られるようになった。リンゴなどを細かく切って水と少量のクエン酸を入れて煮込み、濾した煮汁からペクチンが得られる（＊1）。チェルノブイリではペクチンを錠剤にしたものを配っていて、それで1週間で体内セシウムの3割を排出することができたと言われている。

他に、チェルノブイリ事故の後に、ロシアの研究者が日本に調査に来た話がある。「日本の伝統医療で、炭を食べる方法があるというが、それが放射性物質を体外に排泄すると聞いたが、それを調べたい」という内容だったそうだ。しかし現代の日本には炭を食べる民間療法が見当たらず、結局手ぶらでロシアに帰ったという話だ。ところがロシアでわざわざ炭を食べた人たちがいて、その炭を食べた人たちの真っ黒な排泄物を測ったら、多量の放射能量が検出されたために排出効果を確認できたという。多孔質の炭は水の中でもわずかにはセシウムを集めるので（ヨウ素は大量に集める）、まるで福島原発で放射性物質の吸着に使われているゼオライトのように吸着する可能性はある。当然、セシウムが吸着されやすい粘土にもキレート効果があるかもしれないが、それらの食べ方はわからない。

まず汚染されていない食品を選択し、さらにこうした食物繊維などのキレート効果を利用し、野菜や発酵食品によって免疫力を高くすれば、体の中に入り込んだ放射能を下げ、被害を抑えていくことは可能になる。対策はあるので、どんな時点でもあきらめないことが大事だ。常にそこからの対策はあるからだ。

＊1　ペクチンの作り方　神奈川県農業技術センター、ホームページ。
http://www.pref.kanagawa.jp/cnt/f450009/p580794.html

第6章

これから日本でどう暮らすか

「除染」は「移染」

放射線量が高い家などの場合、除染することも必要かもしれない。すでに述べたように、これは物理的な問題であって、「恐怖症」の問題というような精神論で解決する問題ではない。したがってあまり高すぎる汚染地域では脱出することのほうが大切だ。しかし、人は簡単にそれまでの土地から出ることはできないものだ。それでも汚染が高ければ出ることを優先してほしい。**「除染」が脱出を妨げる方法として考えられてはならない。**福島の自治体では、自治体の存続のため、人々を逃がさないために除染が使われている。もちろん、自治体の存続は、人々の生命より優先するものではない。自分と自分の大切な人の命と比べたら、自治体がなくなることなどものの数ではないだろう。

放射線は、遺伝子に影響を及ぼすばかりか、生物が遺伝子の設計図に従って自分を作っているときにも被害を及ぼす。受精してから出産するまでの間だ。しかし人間は他の動物と違って大人の小型として生まれてくるのではなく不完全な状態で生まれ、その後に体外で世話されながら育つ。したがってその後の時期にも危険性がある。さらに女性はまだ母親の胎内にいる胎児の時点で、子宮内に卵子を持つことになり、その後卵子は増えないから卵子に放射線を浴びることは胎児時点ですら危険になる。精子でも精子を作る精源細胞が壊されてしまえば、そこから作られる精子は壊される。外部被曝を避けなければならないのは妊婦だけでなく、子どもと、将来子どもを持つ可能性のある人たちすべてだ。そして測定基準となっている高さ1メートルの位置よりも、地表面では放射線量が数倍高くなる。汚染された土地では地面に腰掛けてはいけない。生殖器を直接放射線にさらすことになるからだ。そして小さな子どものリスクは、高さの分だけ大人より高くなることを知っておいてほしい。

除染でできることは、ある程度暮らすことが可能なレベルの土地を、さらに改善する方法にすぎない。除染は砂浜に書いた文字のようなものだ。押し寄せる放射能の波によって効果は消されてしまう程度のものだからだ。「移染」と呼ばれるように、ただ汚染の場所を移しているだけでは効果はない。

その放射能はどこにあるのか。問題となっているセシウムはホコリとともに届いているので、必ずホコリと一緒に存在する。だからホコリを取り去ることで、放射能の値を下げることができる。屋根に降ったセシウムが、雨と一緒に流れ落ちて雨どいを伝って地面に落ちると、水は地面に浸透していくけれどホコリは浸透できないので雨どいの下に残る。それで雨どいの下が汚染される。同じように滑り台の下、プールや側溝の汚泥、水道局の河川水を凝集材でろ過した後の汚泥など、ホコリが落ちるところが汚染されるのだ。

そのホコリに集まっているから、汚染が高くなるのは家の中のエアコンのフィルターや掃除機のフィルター、そして雨戸の戸袋などだ。埼玉県越谷市の一般家庭の空気清浄器のフィルターから吸い取った掃除機のダストパックで、7万1768ベクレル／kg検出されている（＊1）。飛び散る可能性があって掃除機から出すことができないまま測定したため、参考値とされているが、それにしてもこの数値は高すぎる。

＊1　日暮里放射能測定所　にっこり館ホームページ。2012年8月27日。
http://www.block-radi.socialmap.jp/modules/pipes/index.php?page=clipping&clipping_id=81

7万ベクレルと掃除機

文部科学省調査で、2011年4月から6月にかけての大気中のチリに含まれるセシウム濃度は、最大が埼玉県の30ミリベクレル／㎥だった。しかし第2章で紹介したとおり、地方独立行政法人東京都立産業技術研究センターが調査した「東京電力福島第一原子力発電所事故後の3月13日から都内における大気浮遊塵中の核反応生成物の測定検査」（＊1）の結果によれば、東京都では3月15日から9月30日までの間に、セシウムだけで483ベクレルであった。日本人の平均的呼吸量を概ね22㎥とすると、最大の日で22㎥×30ベクレルで660ベクレル／日となり、それが109日続いたとすれば7万1940ベクレルとなって上に述べた「埼玉県越谷市の一般家庭の空気清浄器のフィルターから吸い取った掃除機のダストパック」レベルに達する。それだけ汚染の高い日が続いていたわけではないが、ありえない数字ではなくなる。特に空気を取り入れる地表面からの高さが大きく関係しているだろう。吸い込み口が部屋の床面ぎりぎりにあれば、床のホコリを吸い込むので測定値は大きくなる。ということは、床を這う赤ん坊が危険になる。もともと肺はフィルターなので、空気清浄機と同じなのだ。赤ん坊が吸い込めば、体重が少ない分だけベクレル／体重kgの値は大きくなって危険になる。このことは呼吸からのセシウム摂取も想定外に高くなる可能性を示している。

地方独立行政法人東京都立産業技術研究センターのデータでも、その後に被曝量を「シーベルト」に換算しているために低く感じるが、シーベルトに換算した後の数値は信頼しない方がいい。バンダジェフスキー氏の「体重1kgあたりで5ベクレル以下」という数字を思い出してほしい。体重が50キロあったとしても体全体で250ベクレルを超えてはならないことになるのだから。

雨戸の戸袋も同様に、外にあってホコリが入り込むので意外と高い。屋根裏やサッシの段差など、ホコリを取れば線量が下がる。自動車のエアフィルターも、とても汚染されている。チェルノブイリ事故の後、ドイツでは汚染地域から走ってきた車のエアフィルターを交換する仕事をしていた人たちが、とても早くがん死している。だからセシウムは、「必ずホコリと共にやってくる」と覚えてほしい。**ホコリを取れば、それだけ線量を下げられるのだ。**

＊1　地方独立行政法人東京都立産業技術研究センターが調査した「東京電力福島第一原子力発電所事故に係る大気浮遊塵中放射性物質の調査報告」事故後の3月13日からの都内における大気浮遊塵中の核反応生成物の測定検査。

東京都ホームページ。http://www.metro.tokyo.jp/INET/CHOUSA/2011/12/60lcq100.htm

冬場の東京では花粉症用マスクを

同様に、今なお汚染のひどいところではマスクをしてほしい。もし汚染がれき焼却がなければ（がれき焼却の話は第8章で詳述する）、マスクは花粉症用のもので十分だ。花粉症用のマスクが一番いい。なぜならこれは使い捨てにしなければならないから、安いマスクでないと使い捨てにする気にならないからだ。下手に使い回して裏表を間違えて掛けたら、意味がなくなってしまう。セシウム対策なら、花粉症用のマスクで十分だ。

私は事故の直後の3月15日、「はじめに」に載せたとおり無料メルマガを出した。その中に書いたのが「マスクをしてほしい」だった。事故時のセシウムは粒子のかたまりで飛んでくる上、ホコリに取りつきやすい。団子状態で飛んでくるのでマスクが有効なのだ。当時はまだヨウ素も飛んできていたので、マスクの内側に入っているガーゼを濡らしてつけてくれと言ってきた。ヨウ素は水に溶けやすいので、少しでも体内に入れずに済む効果があるからだ。

ところがすぐに医師の一部からは、「そんなのは気休めに過ぎない」と書かれた。「そんなもの効果ない」と。ところが1年近く経って、東大アイソトープ総合センターがセシウムに対するマスクの効果の調査結果を発表した。その内容は、「普通の花粉症用のマスクで100％ほぼ防げる」というものだった（＊1）。

「ほぼ100％とは言い過ぎでは？」「東大アイソトープ総合センターの実験だけでなく他のデータも知りたい」などの意見もあるだろう。しかし、仮に100％でないとしても、「そんなの気休めだ、効果ない」とまで言った医師たちは、どう思っているのだろうか。その頃、吸いこんでしまったヨウ素131が、実際には体の中に入れてしまった最大量だったのだ（第2章）。彼らは今莫大に増加している甲状腺の「結節やのう胞」が出てしまったたくさんの子どもたちに対して、責任を果たすべきだ。「人を惑わせる間違った情報を流した」のだから。

その言葉こそ、当時私たちが浴びせられた言葉だった。同じことは3・11地震の直後に起きた、千葉のコンビナートにあるコスモ石油の液化天然ガスタンク爆発事故でもあった。「有害物質が降った」とのメールが流れ、それに対しコスモ石油は「爆発により有害物質が雲などに付着し、雨などと一緒に降るという記載がありますが、このような事実はありません」（＊2）と述べ、「チェーン・メールにご注意」（＊3）などと言って新聞も追従した。しかし2011年6月30日の千葉県議会で「隣接する劣化ウラン保管施設も延焼していた」ことが明らかになった。デマ呼ばわりした報道のほうがデマだったのだ。しかし多くの人は気づかないまま、今でも劣化ウランの延焼はウソだと思っている。事実は発表の逆だった。自分で判断しなければ自分の命は守られないのだ。

食べ物と比較すると、呼吸からのセシウム摂取は実感しにくいかもしれない。しかし**私たちが体内に入れる最大のものは「呼吸」なのだ。飲食物で体内に摂取する「重さ」の5・5倍の重さだ。**この重さなんて感じない空気を、飲食物の5・5倍の重さで毎日体に入れているのだ。だから本当は呼吸が一番怖い。ところが気体のヨウ素131が降り注いでいたその大事な時期に、「マスクなんて気休めだ」「海藻を食べると副作用が出る」と医師たちが言ったのだ。おかげで福島だけでなく東京周辺の人たちも被害を受けた。多くの人たちはマスクもせずに、被曝させられていった。その後、福島の子どもたちの体内被曝量は、日を追って減っていった。その減っていった最初の時点をたどると、事故の時に吸いこんだ分がまだ残っていたことがわかる。今でも、太平洋側は冬場に乾燥してホコリが舞い上がりやすくなるので、**最低でも乾燥した日はマスクをしてほしい。**セシウムに対してなら、マスクだけでかなりの内部被曝を避けられるのだ。

さらに深刻な事態を生んでいるのが「黒い粉」「黒い土」「黒い物質」などと呼ばれるアスファルト道路の上に積もっている「黒い粉」の存在だ。詳細は不明だが、シアノバクテリアなど藍藻《らんそう》類の乾燥した粉ではないかと見られている。藍藻類は特に放射能を集中して集めるせいか、この黒い粉には数万ベクレル／kgというようなセシウムが確認されている。その汚染値が高すぎるために、市販の測定器でも測れるほどだ（**＊4**）。

気にしてみると、東京都江戸川区以北では、道路の上に黒いシミのようなものがあちこちに見つかる。これが冬場に乾燥してホコリになって舞い上がる。これを吸い込んだら危険だ。これは粒子が大きくマスクで防げるので、乾燥する冬場はマスクをしてほしい。また玄関の靴に付着して家庭内に侵入するので、特に赤ん坊のいる世帯では、玄関の外側に靴を脱ぐ工夫をしてほしい。

さて、**図3**は東京都健康安全研究センター（東京都新宿区百人町）でのセシウム降下量をグラフにしたものだ。事故当初の3カ月分についてはグラフに入らないほど値が大きいので除いてある。二つ

［図３］ １カ月毎の降下物の放射能調査結果

東京都健康安全研究センター（東京都新宿区百人町）
http://monitoring.tokyo-eiken.go.jp/mon_fallout_data_1month.html より作成

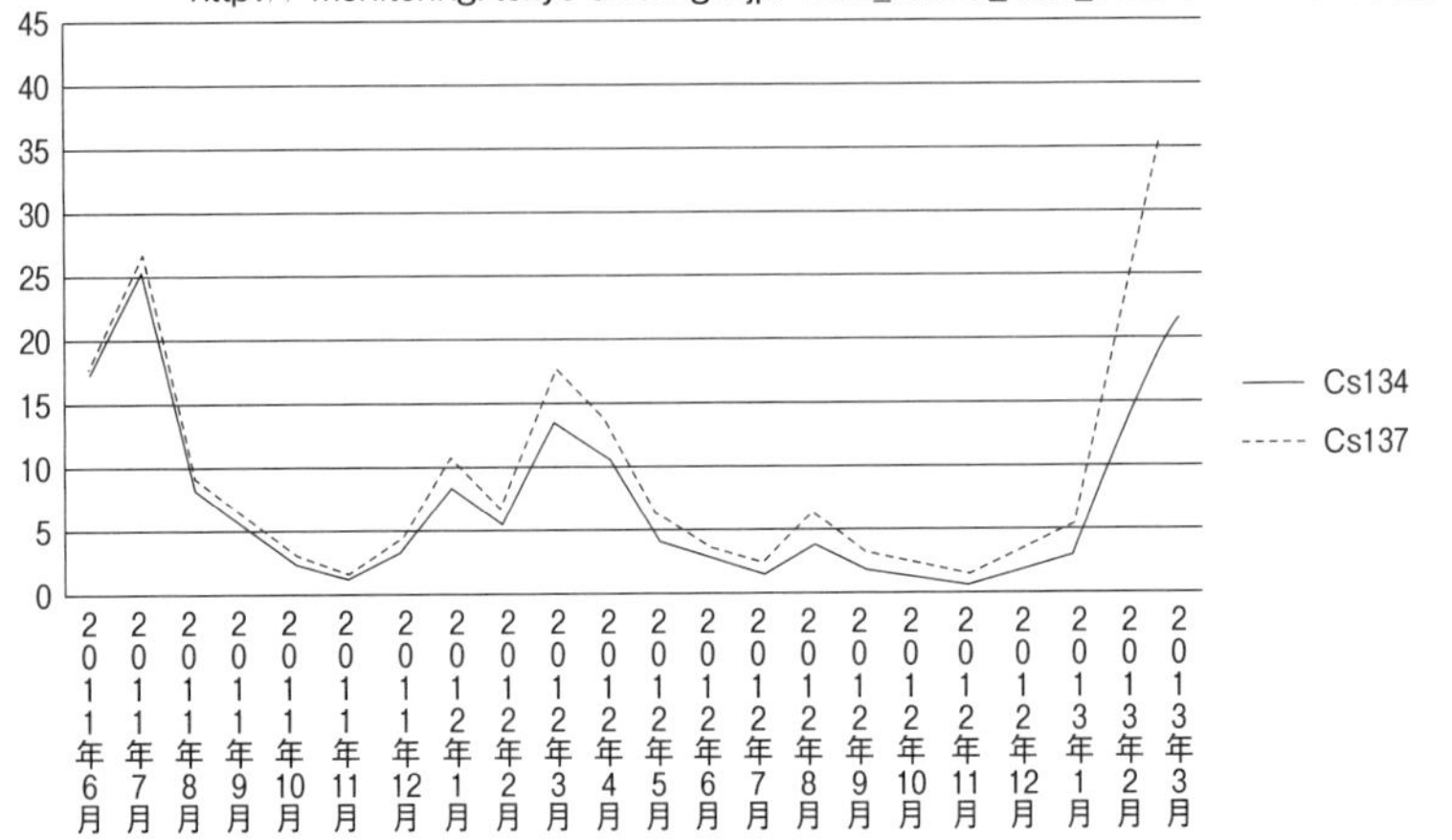

の線が離れていくのは半減期の違いのせいと思われる。想像した通り冬場に高くなり、特に北風と巻き上がりに関係して高くなっているようだ。呼吸からの被曝を考えると、今後も冬場にはマスクが欠かせない。

＊1　２０１１年12月２日　被曝予防に花粉マスク有効　セシウム通さず　東大実験
http://www.asahi.com/science/update/1201/TKY201111300873.html
『朝日新聞』２０１１年12月２日付記事より

＊2　千葉県議会で論議されているにもかかわらず、未だに「事実はない」としている千葉県のホームページ
http://www.pref.chiba.lg.jp/shoubou/20110312-fuuhyou.html

＊3　環境省も上記をリンクしたまま「チェーンメールなどによる風評にご注意を」としている。
http://www.env.go.jp/jishin/index.

html#haikibutsu

＊4　「日刊　SPA!」ホームページ。「24万Bq／kgという高濃度の「黒い粉」が東京でも見つかった!!」

『週刊SPA!』2012年5月22日号　http://nikkan-spa.jp/210857

福島・茨城沖の海には入らない

よく質問を受ける海とプールの話もしておきたい。海に流した放射能の量は陸に流れた放射能の量よりも多い。フランス放射線防護原子力安全研究所（IRSN）の調査（＊1）では、福島原発事故から2011年7月半ばまでの間だけで、2・71京ベクレル（セシウムのみ）を流出させたという（AFP通信社、2011年10月28日）。しかもその後も放出が続いてしまっている上、流された核種も、陸上では気体で流れたヨウ素やセシウムなどだったのと違って、海では内部被曝では最も恐ろしいプルトニウム239やストロンチウム90だった。

ストロンチウムやプルトニウムの注意事項は第3章で述べたので、そちらを参考にしてほしい。すでに述べたように、ガンマ線がピストルの弾だとしたらアルファ線は「爆弾」だ。周囲の組織を大きく破壊する。ところがそのプルトニウムは呼吸から吸い込んでしまうと、血に乗って体内を駆け巡ってしまう。そしてさまざまな場所で「爆発」し、周囲の組織を壊していく。この被害は、イラク戦争の時に使われた劣化ウラン弾の被害のように出るだろう。劣化ウラン弾はそれまでのタングステンよりずっと安い。しかも比重が重いので、コンクリートをまるで紙のように突き抜けることができる。それでさかんにアメリカ軍によって使われたのだ。しかしその劣化ウラン弾がコンクリートの建物を突き抜けるとき、摩擦の熱によってタバコの煙より細かい煙になって周囲に飛び散る。この煙を吸い込むと、体の中の血に乗って体中に回っていく。その被害はもちろん使われたイラクの方が大きいが、調べられているのは主にアメリカなどの兵士だ。劣化ウランを使っている政府は認めないが、彼らは脳やいろんな部位でがんが発生し、遺伝的な影響も出ている。この劣化ウランと呼ばれるウラン238もまたα線核種なのだ。

プルトニウムの被害は、同じ「放射性物質でなおかつ重金属」である劣化ウランに似てしまうだろう。イラクの子どもたちのような被害が日本でも起こりかねない。とにかく第3章で書いたように、プルトニウムを吸い込まないように福島沖と茨城沖ではサーフィンをしないでほしい。

イギリスのセラフィールドに使用済み核燃料の再処理工場があり、そこもまた事故を起こしている。それだけでなく通常の処理だけでも莫大なプルトニウムを流していた。セラフィールドでは海に流したプルトニウムが海藻に吸着し、それが浜に打ち上げられて乾燥し、地域の人の家の中に戻ってきていた。そのためにその地域の家では掃除機のホコリの中からもプルトニウムが検出されていた。同じようになるのではないか。今回の事故では新たな流出を除けば、海流の流れですでに放射能汚染は黒潮に乗って太平洋に流されたが、比重の重いプルトニウムは流されずにその場に残り、海藻に付着して陸に上がっていくことになるのではないか。

今回の事故がなかったとしても六ヶ所村の再処理工場は、一日で、通常の原発一年分の放射能を放出する。通常の原発が一年かけて流す量を、たった一日で放出することが許容されている。原発以上に六ヶ所村の再処理工場などの一連の核燃料サイクル工場は止める必要がある。

一方のプールにも、福島県では多くのセシウム汚染が確認されている。（＊2）セシウムは水の中の泥に付着しやすいので、水そのものに浮遊しているよりは水の汚れに付着しているはずだ。その汚染レベルは2万ベクレル／kgあったと言うが、この数値は水ではなく、汚泥の値だと思う。その水が2万ベクレル／kgあった場合、わずか1gで20ベクレルとなってしまう。飲んでしまった場合、食べ物で内部被曝するのと全く同じになるのでこの量は多すぎる。水は放射線を遮蔽する効果があるので外部被曝より内部被曝に注意すべきだろう。このような状態のプールに入らないようにした人たちには理由がある。ところが南相馬市の教育委員会はプールに入らなかった子どもの実技評価を「0点」にした。（＊3）

こんなことは終わりにしたい。未来は今生きている私たちだけのものではない。累々と続くはずの未来の人たちのものでもあるのだから。

＊1　「ＡＦＰＢＢＮｅｗｓ」
http://www.afpbb.com/article/disaster-accidents-crime/accidents/2837858/8001194?
＊2　２０１２年6月1日に開催された「全国高校組織懇談会」の中で、福島県の教員からプールの水の放射性物質が1キロ当たり2万ベクレルあったという発表があったことを『しんぶん赤旗』が報道した。
「ベストアンドワースト」ホームページ。http://www.best-worst.net/news_5At6onS7O.html
＊3　２０１２年7月11日、南相馬市教育委員会は、放射能を理由にプールに入らなかった子どもの実技評価を「0点」に。
「知るべき情報ブログ」ホームページ。http://blog.livedoor.jp/nihonmamorou/archives/52069648.html

第7章

原発周辺のミステリー

普通の原発が流す放射能

放射能を普段から毎日垂れ流すのは、再処理工場に限られているわけではない。再処理工場は桁外れに放出するが、普通の原子力発電所が動いている間も、今回の事故とは比較にならないほどのわずかな量だが少しずつ流している。普段から少しずつ流していることによる被害を調べたデータがアメリカにある。

アメリカでは原発がいくつも廃炉になっている。そこで、原発が廃炉になる以前の、稼働中の原発からわずかずつ流していた時と、廃炉後を比較したデータだ。廃炉前と廃炉後の周囲の子どもたちの死亡率の変化を調べると、同時期のアメリカ全体では、0〜1歳児の死亡率の変化は平均約5・6％程度の減少だった。ところが原子力発電所を閉鎖した風下64キロ（40マイル）の範囲では、17・3％も子どもたちが死ななくなっていた。逆に言うと原子力が動いている間中、周囲の子どもは余分に死んでいたのだ。これが原子力発電所を動かし続けている地域の現実だった**（図1、図2）**。

しかしこのデータはアメリカのＮＧＯが作ったものであったために、「政府のデータではない」「そんなのは信頼できない」とほとんど無視されてきた。しかしドイツで同様の調査をした結果がある。ドイツ連邦放射線防護庁は原発反対派だけでなく、原発推進派とともに徹底的に調査している。原発16基周辺の、41市町村の5歳以下の子どもを、25メートルメッシュで調査した。

しかしドイツ環境省は、調査方法が統計のみに基づいていたため、生物学的な関連はこの研究では言及できないとして、放射線保護委員会（ＳＳＫ）に報告書の再検討を依頼した。環境省はその報告をプレスリリースしている。それによると、「総体的に原発の周辺5キロ以内で5歳以下の小児白血

［図1］全米平均と原発を廃炉にした地域の1歳以下の子どもたちの死亡減少率の差（アメリカ）

原子炉閉鎖後の子どもの死亡率の減少　　風下40マイル

Joseph J. Mangano 放射能と公共健康プロジェクト（12/10/03）
※ http://www.radiation.org/spotlight/reactorclosings.html より

1歳以下の子どもの死亡率		
	原子炉閉鎖年	変化（%）
ラクロス，WI	1987	−15.4
ランチョセコ，CA	1989	−16
フォートセントブレイン，CO	1989	−15.4
トロージャン，OR	1992	−17.9
ビッグロックポイント，MI	1997	−42.4
メーンヤンキー，ME	1997	−9.3
ザイオン IL	1998	−17
ピルグリム，MA	1986	−24.3
ミルストン，CT	1995	−17.4
閉鎖9エリア合計		−17.3
全米平均	1986〜2000	−5.6

Notes：

1．「以前の期間」とは閉鎖前年、「以後の期間」とは閉鎖後2年後。

2．稼働中の原子炉から少なくとも70マイル離れたエリアを含む。

3．出典：National Center for Health Statistics, www.cdc.gov

4．実際の値は、9つのエリアで、閉鎖前1年の1000人に対して8.02人（1285人死亡/160,150出生）と、閉鎖後の6.63人（1094/164,904）。

［図2］原発の周囲の死亡率（アメリカ）

※http：// www.radiation.org / spotlight / reactorclosings.html より作成

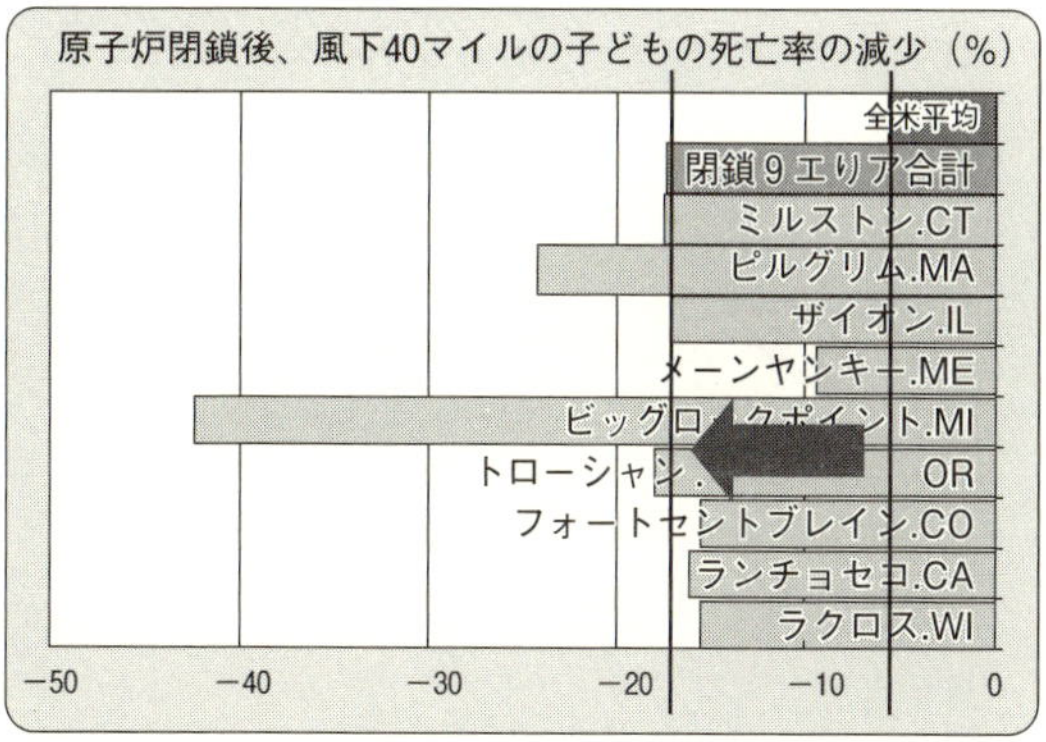

病発病率が高いことが認められるが、原発からの放射線が白血病を引き起こすリスクについては、原発からの放射線の観測結果から説明することはできない。原発に起因性があるとすればほぼ1000倍の放射線量が必要だ。引き続き因果関係を検証するために、基礎的な研究を支援する」としている。放射能との因果関係は「放射線量が少なすぎて認められなかった」が、原発から5キロ以内の5歳以下の小児白血病の発生だけは増えることは認めている（＊1）。

また、フランスでも同様の調査データが出された。フランス国立保健医学研究所のジャクリーヌ・クラヴェル氏が率いる「フランス放射線防護原子力安全研究所（ＩＲＳＮ）の科学者研究チーム」が、『国際がんジャーナル』（International Journal of Cancer）に発表したものだ。研究チームは、２００２年から２００７年までの期間における小児血液疾患についての国家記録をもとに、白血病にかかった15歳以下の子ども２７５３人と、同様の社会環境で生活する同年代の子どもたち総数３万人を比較する統計学的調査を実施した。また、フランス国内の19カ所の原子力発電所の５キロ圏内に住む子どもたちと、一般の子どもたちの白血病の発生率の比較をした。その結果、「原発から５キロ圏内に住む15歳以下の子どもたちは、他地域の子どもたちに比べ白血病の発症率が１・９倍高く、５歳未満では２・２倍高くなっている」と発表した（＊2）。しかしこれもまた、統計学的には正しいが、原因は不明とされている。

＊1　ドイツの「原子力発電所周辺の幼児がんについての疫学的研究」
http://janjan.voicejapan.org/world/0812/0812110292/1.php
元データ　http://www.krebs-bei-kindern.de/downloads/leukaemie-atomkraftwerke-kinderkrebsregister.pdf

＊2　『ルモンド』紙、2012年1月12日（要約、一部編集翻訳「フランスねこの News Watching」）
http://franceneko.cocolog-nifty.com/blog/2012/01/5112-bb91.html

ミステリーの謎を解く

原発の周囲5キロ以内で、放射能以外に白血病を倍に増やす原因があるだろうか。一部の論者は「原発建設時に多くの人口が流入し、ウイルス性白血病が増えた」と主張しているが、その「ウイルス性白血病」そのものが見つかっていない。白血病と原発との関連性を立証する最大の困難は、その汚染レベルが著しく低い点だ。私たちは自然放射能によって年間1・4ミリシーベルト（世界平均では2・4ミリシーベルト）被曝している。ドイツの原発周囲では、それが最大でも0・32ミリシーベルト増えただけだ。ＩＣＲＰの基準でも増加被曝量は1ミリシーベルト／年だから、この被曝量は被害が出るには少なすぎるのだ。

しかしもし逆に、実際にそれが原因で白血病が増加していたとするなら、東日本の広い範囲で白血病が増加することになる。ただし、特に小児白血病は極めて稀な病気だ。増えると言っても確率的には極めて少ない。ところが放射性物質と白血病との関係に、これまでと全く違ったつながりがあったとしたら話は別になる。そこで私が推定するのが「放射能被害は「面」ではなく「点」ではないか」ということだ。胃痛の患者が増えたとしても致死的ではないから気づかれないが、小児白血病は稀だから気づかれる。そして特定臓器の特定部位を集中的に損傷し、しかも時間をおいて継続的に攻撃された場合、放射性物質は大量である必要はない。ほんの小さな「マイクロホットパーティクル」（第4章で取り上げたようなほんの小さな団子状の放射能のちり）が一カ所に存在するだけでいい。

かつて日本政府は、法廷で原発からの放射線の被害を説明するときに、「もし人がこのミカンだとしたなら」というたとえをした。被曝量は表面積に比例して大きくなるから、表面積の最も小さい「球形」を使えば被曝量を最も小さく評価できるからだ。その延長線上に答えがあったのではないか。被害を小さく見せるために、今は放射線の影響を体全体、もしくは内部被曝でも臓器全体で受け止めるモデルで評価している。しかし私たちはとても小さな一部の臓器の、しかも一部の機能が失われるだけで死ぬ。しかも放射線が遺伝子を切断するだけでなく、「電離反応（フリーラジカル反応）」を起こし、電子が左右対称になっていない電気的不安定な状態を引き起こせば、隣接する遺伝子ゲノムから電子を奪うなりして攪乱《かくらん》することは起こり得る。その小さなドミノ現象が、被害を起こしているのだとしたら説明がつくのではないか。しかもセシウムは測ることのできるガンマ線を出す数分前に、ベータ線の被曝もさせるのだ。

よく放射能の被害を過小評価する人たちは「レントゲンのエックス線の被曝量」を引き合いに出す。しかしエックス線写真は一度の被曝量であって、毎日毎時間浴びるものではない。しかも外部被曝である上、一時の被曝は断続的に継続する被曝と比べて被害は少ない。「混んだナイトクラブ」の話（第3章）で説明した通りだ。

また彼らはカリウム40やラドン温泉を引き合いにして、被曝は危険ではないと言う。しかし自然にある放射能は体内に蓄積せず、特定臓器に居座ったりしない。しかし、生物は人工の放射性物質を知らず、特定臓器内にずっと保持してしまう。

彼らは内部被曝についてもＩＣＲＰは考慮していると言うが、その被曝量の計算は特定臓器全体にまんべんなく放射線を浴びせたモデルとなっていて、粒子状になった放射性物質の固まりから何度も同じ場所に放射線を浴びせるモデルになっていない。

セシウムをガンマ線を出すものとして考慮しているが、セシウムはその数分前にベータ線を出している。もっと前の段階から見れば、第2章で見たようにベータ線が通常3回出されている。しかも透過性の高いガンマ線より、体内ではほとんど透過しないベータ線の方が影響するのに。貫通したときより、途中で止まったときのほうがダメージは大きくなるのだ。

こうして考えてみるとき、「シーベルト」という人間の評価が入り込んだ数値で語られることに大きな疑念が湧く。ほんの小さな「マイクロホットパーティクル」が私たちの体に潜んでいたとしよう。それは体の中のほんの一つの臓器の、しかも一部分だけをずっと放射線で攻撃し続ける。そこが異常な細胞になったり、一部の機能が失われたとしただけで、人間は生き続けることが困難になる。体全体が壊されなくても、臓器すべてが壊されなくても、臓器のほんの一部の機能が壊されるだけでそうなるのだ。

まだ被害の正体が見えてもいない時点で、「影響は出ない」と断言するのは学者の驕りだ。世界の常識に反して「20ミリシーベルト／年以下なら大丈夫だ」と言っているのは、日本だけの驕りだ。その学者たちは今、ＩＡＥＡに働きかけて、国際基準を緩和しようと画策している。被災者のために努力すべきときなのに、彼らは誰のための仕事をしているのか。誰に有利な答えを導き出そうとしているのか。

第8章
がれきをどう処理すべきか

汚染がれきの広域処理の問題

福島第一原発事故後、阪神淡路大震災のときに使われた「災害廃棄物」処理の方法が、大きく揺れている。放射能に汚染されたがれきが混じっているからだ。「汚染がれきの広域処理の問題」を、どう考えたらいいのか、整理してみたい。

廃棄物処理費用は本来、発生者が負担することになっている。工場なら工場所有者が産業廃棄物として、個人なら住居のある自治体の一般廃棄物として。ところが大規模災害が発生すると、いちいち「これは誰の所有物だから」と、ゴミの排出責任者ごとに分別することが困難になる。所有者の個人負担とするのも、大規模災害に被災した自治体だけの負担にするのも過酷すぎることから、阪神・淡路大震災を契機に国費で負担して処理を進めていく仕組みが実態に即して進められた。その際に被災地域の企業の被災品についても、誰の出したゴミかを分け隔てせずに、迅速に処理することになっていった。

本来、ゴミ処理には発生者責任が原則となっているので、通常は家庭や小さな商店などの一般廃棄物と、事業者の処理すべき「産業廃棄物」とはきっぱり区別されている。ゴミ問題が自治体の財政を圧迫するようになってからは、それまで一般廃棄物とされていた小規模事業者やオフィスなどのゴミを有料化することで、一般家庭のゴミとも分けられていった。ただし小規模事業者やオフィスのゴミ処理は、同じ自治体が処理していた。

そのきっぱり分けられていたゴミ処理によって、処理費用も大きく異なっていた。自治体は住民ニーズに合わせてリサイクル費用などを負担することもあってトン当たり4～5万円程度と高額であったのに対し、産業廃棄物は事業者の厳しい圧力によって数千円から2万円程度の価格で処理されていた。

ところが災害廃棄物ではすべてのゴミが一般廃棄物扱いされた。しかも一時期に莫大な量が発生する。この多量の処理を要する災害廃棄物という性質が、きっぱり分けられていたはずの「一般廃棄物」と「産業廃棄物」の壁を壊すのだ。一般廃棄物であるはずのがれきを、産業廃棄物の業者が扱うことができるようになった。しかもいつものトン当たり数千円から2万円程度の処理費ではなく、4、5万円の処理費を受け取れるのだ。その処理費について見てみると、阪神・淡路大震災のガレキの処理単価がトンあたり2万2000円だったのに対して、今回の震災では岩手のガレキは6万3000円、宮城のガレキは5万円となっている。

普段の一般廃棄物の処理費は、全国的に見て安い多摩市で2万8250円／t、高い世田谷区で5万3058円／tである。一般的に都市部のゴミ処理費の方が高くつく。今回の被災地は都市部ではないので、推定で3、4万円／t程度だったろう。ところが今回のがれき処理では、受け取った産業廃棄物事業者には、その倍近い額が払われていることになる。

しかも産業廃棄物の処理費と比較すると、普段のコストは自治体の半値程度だ。ということは、今回の「汚染がれき」問題は、災害廃棄物という「一般廃棄物」を、普段の数千円~2万円／tではなく、4万円~6万円／tという4倍近い値段で引き受けられるチャンスとなるのだ。

そう考えるとつじつまが合う。なぜいち早く静岡県島田市ががれきを受け入れたか。島田市の市長は以前、産業廃棄物処理会社の代表取締役をしており、現在は市長の長男が代表を引き継いでいる。受け入れた東京都も処理するのはやはり産業廃棄物処理業者で、なんと今回の汚染の原因を作った東京電力の子会社である「東京臨海リサイクルパワー」社だ。がれき処理費用は直接国から受け入れた東京都などの自治体に入り、業者との中間で自治体がサヤを抜く。産業廃棄物処理業者も普段とは比較にならない利益を得る。前回の阪神・淡路大震災のときのがれき処理費用が2万2000円であったのと比較すると、今回は著しく高い。「津波でかぶった海水の塩分を落とす洗浄や、原発事故による放射性物質の検査などが必要」というが、それにしても高すぎる。阪神・淡路大震災のときの2、3倍なのだ（＊1）。

一方、現地にも処理施設が建てられる。岩手県、宮城県に税金で作られた20カ所の破砕・選別施設も、27基の仮設焼却炉も、わずか2年で取り壊される予定だ。従来からゴミ処理施設は大手メーカーが独占し、年間一千億円近い補助金が出されてきた。甘い汁を吸う延長線上にこの処理があるのではないか。次の津波の対策に使うこともできる税金を、なぜこんなに無駄遣いするのか。

政府は災害廃棄物の広域処理を受け入れさせるために、広告費に9億円以上も支出し、その費用は大手広告代理店の利益となった。これではまるで「利権の絆」だ。その利権の絆を美談として隠し通すために使われたのが「絆」という言葉ではないか。宮城県では県外処理を必要としていた350万tが、2012年4月の見直しで121万tに減少、岩手県では見直しで不燃ゴミ量は増えたものの、広域処理を必要とする可燃ゴミは50万tから33・1万tに減っている。それなのに遠方からの「がれき処理」受け入れの声は続き、政府はそちらにがれきを回そうとする。利権によって結ばれる美しい絆だ。

＊1　『MSN産経ニュース』2011年11月17日 09:29　震災がれきの処理費用膨張　阪神大震災大幅に上回る　洗浄、放射線検査の必要　http://sankei.jp.msn.com/life/news/111117/trd11111709310009-n1.

ゴミとしての問題

しかし今、日本中で問題になっている東日本大震災による津波被害のがれき処理問題は、放射能を含む汚染の可能性がなかったなら問題にもされなかったかもしれない。しかし放射能を含まないものだったとしても問題なのだ。日本ではゴミと言えば「焼却」と考えられているが、世界を見渡すとそうではない。世界に存在するゴミ焼却炉の７割が、この狭い日本に林立しているのだ。そこから発生する二酸化炭素だけで日本全体の二酸化炭素排出量の３・５％を占めている（＊1）。

世界の大勢は、ゴミを焼却するのではなく、生ゴミならバイオガス化し、リサイクル可能なものならリサイクルし、可能な限り燃やさないようにしている。さらにゴミには分別が不完全であればあるほど、燃やすと問題のあるダイオキシンやＰＣＢ、六価クロムや水銀、アスベストなどの発生が問題になる。

私は、日本のゴミ処理方法には問題があると思っている。焼却以外の発想がなく、しかも一部焼却炉メーカーの独占状態で焼却されている。そのためヨーロッパですでに採用されているようなバイオガス施設など、良いものがあっても新たに採用されない。日本のゴミの処理方法そのものが改善される必要がある。

今回のがれき処理で、もしきちんとした焼却施設で焼却した場合、ダイオキシンやＰＣＢは１０００℃で分解され、六価クロムや水銀と共に冷やされる段階でほとんど除去されるだろう。しかし問題はアスベストだ。アスベストは不燃材に使われていたことからもわかるように熱で分解しない。しかも飛散して肺に入れば肺に刺さり、長い年月をかけて中皮腫や肺がんを発生させる。過去のアスベストの被害だけで年間2000人以上も亡くなっている。これがれき処理をしているゴミ焼却炉から毎日億単位の本数のアスベスト繊維が排出されている。焼却場の「バグフィルター」では0・1μm（マイクロメートル＝1000㎜分の1＝1000000m分の1）以下の微細な粒子は除去できないからだ。たとえば江戸川清掃工場でのアスベストの検出量は排気ガス1リットルあたり0・76本にすぎない（＊2）のだが、江戸川清掃工場では一時間あたり6万2500立方メートルの排気をしている。6万2500立方メートル×760本（0・76本×1000）×24時間＝11億4000万本／日になる。つまり11億4000万本のアスベスト繊維が毎日飛散することになる。これはどう考えても安全とは言えない。

汚染がれき以前に、このような有害物質の混じり合った災害廃棄物を焼却すること自体が間違っていると思う。

＊1　世界のゴミ焼却炉数「日本は世界一の焼却炉数！」（環境問題・エコのネタ帳）世界の焼却炉のうち日本のものを計算すると71％になる。他の統計によってみても61％～88％となって概ね違いはない。
http://eco.4u02.com/environmental/189.html

＊2　0・76本／ℓの根拠は、東京23区清掃一部事務組合が行った排ガス中のアスベスト測定結果による。平成24年9月19日。
http://www.union.tokyo23-seisou.lg.jp/kanri/haiki/kumiai/oshirase/syoukyakusokutei/documents/240919-asbestos.pdf

汚染レベルと差別

これに加えて微量の放射能汚染の問題が加わる。がれき搬出側の放射能汚染の程度の地図（**図1**）を見ると、0・125マイクロシーベルト／時の範囲で汚染されているのは、津波の被災地域の中で宮城県の塩釜、石巻市内を除くほぼ全沿岸、岩手県の釜石から北側を除く南沿岸部分だ。このうち気仙沼、陸前高田と大船渡の一部は0・25マイクロシーベルト／時となっている。この余剰被曝量を年間に直すと、0・125マイクロシーベルト／時が約1・1ミリシーベルト／年となり、0・25マイクロシーベルト／時が2・2ミリシーベルト／年になる。ICRP基準の1ミリシーベルト／年を超えてしまうのだから、決して低くない。

しかしこの0・125マイクロシーベルトという汚染レベルは、東京の東側、千葉の千葉市・八千代市・袖ヶ浦市・木更津市のレベルと同じだ。がれき受け入れ側の放射能汚染の程度の地図（**図2**）を見ると、0・25マイクロシーベルト／時は浦安市・市川市・三郷市周辺並みになる。柏市・松戸市は4・4ミリシーベルト／年とさらに高い。

今回のがれき処理では最初から福島県は対象となっていないから、汚染がれきはほぼ0・125〜0・25マイクロシーベルト／時程度の汚染範囲になる。つまり東京の東側、千葉の千葉市・八千代市・袖ヶ浦市・木更津市であれば周囲の汚染レベルと変わらず、0・25でも浦安市・市川市・三郷市周辺と変わらないレベルだ。この範囲に汚染がれきを運び込んだとしても、周囲の汚染レベルと変わらない。しかしそれ以外の西日本などの地域では、汚染を持ち込むことになる。

このことが汚染地と非汚染地との感情的なギャップを生み出した。汚染地にとってみれば周囲のゴ

［図1］がれき搬出側の放射能汚染の程度

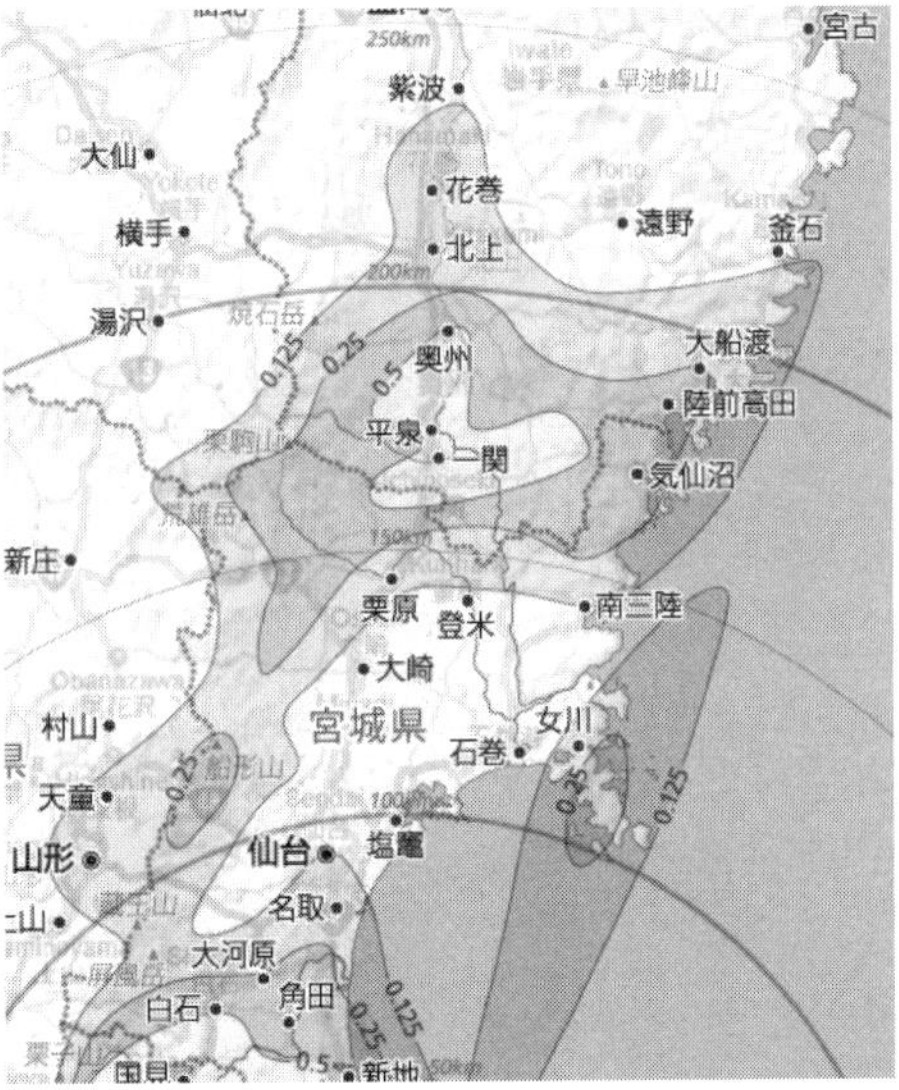

［図2］がれき受け入れる関東の放射能汚染の程度

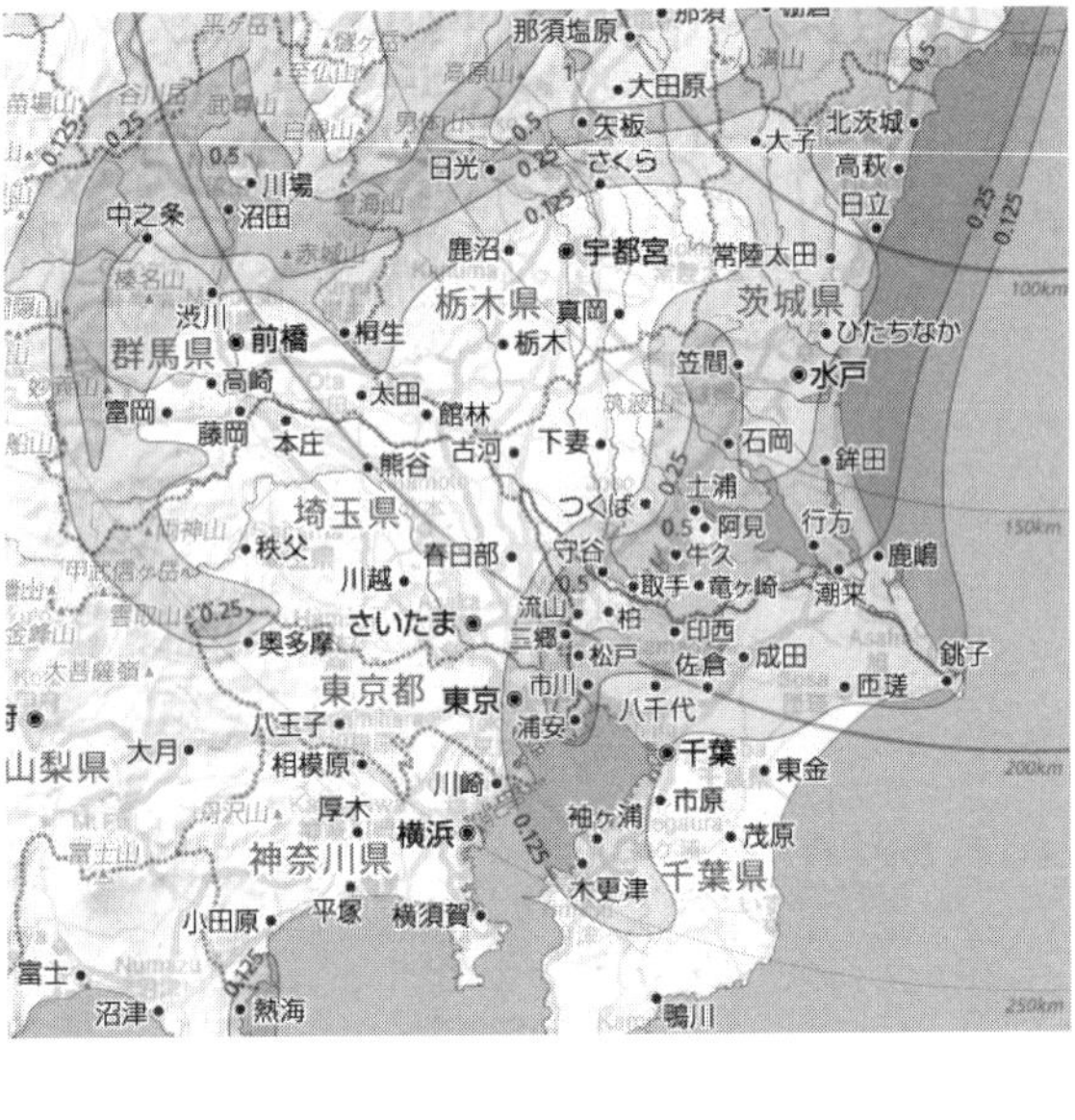

※図1、2とも群馬大学、早川由紀夫氏作成「福島第一原発から漏れた放射能の広がり」六訂版　2012年3月2日より抜粋

ミを燃やすのとレベルは変わらない。しかし非汚染地では汚染を持ち込むことになるのだ。この汚染がれきの移動が非汚染地で極端に嫌がられると、汚染地の人々の中にはそれに怒りを感じる人々も少なくない。以前に汚染地からの人たちを関西で受け入れようとしたグループから、持ち物をどうするかと相談されたことがある。彼らは持参する家具などが汚染されているのではないかと心配していたのだ。しかし私は「大量に汚染されていなければ、そんなことを言ってはいけない」と話した。故郷を失ってしまった子どもが愛着のあるぬいぐるみを持っていたとしよう。それを汚染の不安があるからといって無理に捨てさせるとしたら、人権を無視したやり方になってしまうからだ。

汚染がれきの場合にも、それに近い意識のギャップを感じることがある。汚染に対する極端な拒否は、ほとんど差別になってしまうからだ。あるときは、被曝した人たちを受け入れると、その人の体の中にある放射能によって被曝するのではないかと相談されたこともある。そもそもそこまで被曝した人はいないし、体内のベータ線は体外まで飛ばない。こんな不合理な差別を生み出してはいけない。

汚染基準の「なしくずし的変更」

福島原発事故以前は、100ベクレル/kgを超える放射能を含むものは、放射性物質として厳重に管理して保管する必要があった。先日来日したアメリカの研究者が、東京周辺など各地ですくいあげた土（放射能が特別集積した場所ではない）をアメリカに持ち帰ったところ、検査結果はすべてが「放射性廃棄物」として、厳重に管理される処分場に送らなければならなかった。日本でも従来、100ベクレル/kgを超える、もしくはそれ以下でも放射能を含むものは低レベル放射性廃棄物として、あの禍々しい黄色のドラム缶に詰めて、コンクリート詰めにして保管しなければならなかった。しかし今では1200万人が暮らす東京周辺ですら数百ベクレル／kgの放射能が降り注ぎ、吹き溜まる場所では数千ベクレル／kgに達している。関東近県に住む人たちは、すでに放射性物質として厳重に管理されなければならない土に囲まれて生きている。残念ながら、これまで六ヶ所村にコンクリート詰めにして保管してきた黄色いドラム缶のほうが、今や東京の土の放射能レベルより低いものも多いほどだ。

そのため政府はなしくずし的に、8000ベクレル／kg以下のごみを、通常のゴミ処分場である「安定型処分場」に処分していいことにしてしまった。8000ベクレル／kgを超えて10万ベクレル／kg以下の場合には「国がその処理を行う」として条件を加えつつも、従来の「管理型処分場」に処分することにした。たとえば以下のような条件だ。「埋立処分した最終処分場の管理期間終了後は、最終処分場の跡地で居住しないなどの利用制限を設ける」と。10万ベクレル／kgを超えるものもまた、条件を加えつつも従来の「遮断型処分場」に処分することにした。つまり今回の事故によって、従来は100ベクレル／kg以下だった低レベル放射性廃棄物を、一気に8000ベクレル／kgまで上げてしまったのだ。

この「安定型」「管理型」「遮断型」処分場は、従来からのゴミ処理の方法であって、放射性物質に対応したものではない。ゴミ処分場は管理の甘い方から順に「安定型」「管理型」「遮断型」の順になっており、管理型であれば汚染水の管理、遮断型なら外界からの完全遮断を求めている。安定型処分場は、ほぼ野ざらしに近いものとなる。

この新たな基準（＊1）には、合理的な根拠はない。今まであった基準に合わせたのは、処分場の周囲と労働者が「年間1ミリシーベルトを超えない被曝レベルにとどまる」というものだけで、そもそも処分場に放射性物質を捨てることを想定していないのだ。

＊1　平成23年3月11日に発生した東北地方太平洋沖地震に伴う原子力発電所の事故により放出された放射性物質による環境への汚染への対策に関する特別措置法施行規則（平成23年12月14日環境省令第33号）第23条。

波及する放射能汚染の基準緩和

その基準をつぶさに見ていくと、政府が何ベクレル／kgの放射性物質の近くに、何時間いると1ミリシーベルト／年の被曝をすると推定しているのかを計算できる。いわく「作業者は1日8時間・年間250日の労働時間のうち半分の時間を廃棄物のそばで作業する」として1000時間／年になるが、「1万ベクレル／kgの放射性廃棄物の焼却灰埋立作業をしても年間1ミリシーベルトを超えない」そうだ。これを逆算してみると、1年は8760時間だから、1万ベクレルを1000分の8760で割ることになるので1141ベクレル／kgを超える場所に住んでいると、年間1ミリシーベルトを超える追加被曝をすることになる。

おおまかに言えば、周囲に1000ベクレル／kgのものがあってはいけないのだ。ところが普通のゴミ処分場に捨てられるレベルが8000ベクレル／kgになってしまった。そこで「埋立処分した最終処分場の管理期間終了後は、最終処分場の跡地で居住しないなどの利用制限を設ける」とせざるを得なくなっている。

従来の100ベクレル／kg以上の汚染物はドラム缶に詰めて厳重に管理するという基準は、年間0・1ミリシーベルトを追加被曝させる受忍程度（がまんレベル）までの基準だった。今の8000

ベクレル/kgはその80倍だ。たとえばお台場公園や街はもともとゴミ処分場だったわけだが、今後のゴミ処分場はそのように使うことができない。そこに一年中住んでいたら、8ミリシーベルトの追加被曝をすることになるからだ。ここまで基準を甘くする必要があるのだろうか。

それはもちろん他に波及していくだろう。これまで黄色いドラム缶に入れて放射能マークをつけて管理してきた低レベル廃棄物は、そこらのゴミ捨て場に捨てられることになる。それと同時に原発を廃炉にしたときに出る放射性廃棄物の基準も同様に甘く処理される。すると莫大な放射性廃棄物を管理しなければならなかったはずの電力会社と政府は、その義務から解放される。なぜなら放射性廃棄物の基準を緩めれば、これまでとはケタ違いの放射性物質を、汚染されていない「タダのゴミ」として普通に処分できるようになってしまう。この経済的利益は電力業界にとって非常に大きなものになるのだ。

一方でどんな現実を招くことになるだろうか。台湾ではリサイクルされた鉄くずの中に、放射性廃棄物が含まれていることに気づかずにビルを建てた例がある。それに気づいたのは、ちょうど子どもの勉強部屋になっていたために、入居者の子どもが次々に白血病になったためだった。アメリカでは、リサイクルされる鉄くずに放射性廃棄物が含まれていることが多いために、産業廃棄物処理会社の入口には放射能測定器が設置されている。こんなリスクとコストを、たかが電気のためになぜ私たちが負わなければならないのか。しかも電力会社にとっては、事故を起こしたおかげで「スソ切り」と呼ばれる放射性廃棄物の基準が甘くなってトクをすることになるのだ。

放射性物質としてのがれき問題

すでに見たように、「年間1ミリシーベルトを超える追加被曝をしないためには、周囲に1000ベクレル／kgの放射性物質があってはいけない」ことになるが、この放射性物質はどの位の重さがあるのだろうか。水一滴が1グラムと言われるが、セシウムで計算しても、その約3億分の1グラムにしかならない。セシウムが3グラムになるには10億ベクレル必要だ。それほど小さいのだ。放射性物質とは、最も小さな元素のことだからだ。

今回の福島第一原発から降り注いだ放射性物質量の公表値77万テラベクレルを、もし最も軽いヨウ素だけで計算したなら、全部でわずか167グラムにしかならない（＊1）。放射性物質は質量としてはきわめてわずかなのだ。これが今回の汚染問題の相手だ。この放射性物質を含んだがれきを日本各地に運び出して、各地の焼却場で焼却してもらおうというのが「汚染がれきの広域処理問題」だが、この小ささも加わってさまざまな問題が生じる。

汚染がれきを焼却することで、他の物質に付着、もしくは化合していた放射性物質は剝がされることになる。セシウムの沸点（641℃、ただしセシウム137では705℃とされている）を超える1000℃ほどの高熱で焼かれるためだ。ゴミ焼却場ではダイオキシン対策のために1000℃程度の高温を維持している。セシウムは福島原発から排出された時点では粒子化している。それがホコリや粘土と結びついて、団子のような状態になっているが、この高温だと気化する。気体になって一つ一つのセシウムになると、すぐにたくさん飛んでいる塩素と結びついて塩化セシウムになるだろう。塩化セシウムの沸点は1295℃なので、今度は気化しない。ゴミ焼却炉は排気する前に温度を200℃程度まで下げて固体化させるので、この時点で固体化してフィルターや他の焼却灰などに塩化セシウムが付着する。ゴミ処理の方法に、「ガス化溶融炉」という、何でも1300℃～1500℃の高温で燃やして「溶融スラグ」という土木資材にするゴミ処理方法があるが、その場合には塩化セシウムの沸点を超えるため、完全にガス化してしまって周囲に飛散することになるだろう。

セシウムをある程度フィルターが捕捉するのは事実だが、環境省が述べたように「99・9％捕捉する」ものではない。すべてのフィルターメーカーが、フィルターはセシウムを捕捉しないし、そのために作られたものではないと否定している（＊2）。セシウムを除去するなら、原発などで使っている低レベル廃棄物焼却炉のフィルターを使えばいい。なぜメーカーですら保証できないフィルターを、環境省は強引に「99・9％取れる」などと強弁するのだろうか。

杉並区の区立小学校で、2011年4月上旬まで敷いていた芝生の養生シートをはがして同区が調べたところ、9万6000ベクレル／kgの放射性セシウムが検出された（＊3）。ところがそれに対して、環境省は「シート1キロに対し他の廃棄物1トンを混ぜて焼却すれば放射性物質は十分希釈される」と回答し、焼却処分を事実上促した。放射能が濃度の問題だとしたら、どんな放射能でも希釈すれば焼却できてしまう。

しかしこの方法は国際合意に違反している。環境基本法や国際法に共通する「汚染の拡散禁止原則」という考え方がある。それは希釈したり混ぜたり、分散させることで基準をクリアすることを禁止している。上記の環境省のやり方は、まさにこの原則に反している。ドイツ放射線防護協会はこの国際合意に基づいて、日本の食品やがれき処理は、この希釈禁止に抵触していると警告している（＊4）。これを許してしまうと、抜け穴を作って環境全体の悪化を招くことになるからだ。

日本の放射能防護対策は、世界的に見て「冗談」のレベルでしかない。そんなレベルを招いている専門家や御用学者ばかりに対策を任せていたのでは、環境を守れないばかりでなく、のちに多くの被害者を生み出すことになるだろう。

＊1　全部でわずか167g　細橋龍一のブログによる。http://hosohashi.blog59.fc2.com/blog-entry-29.html

＊2「バグフィルターのメーカーに問合わせた」ホームページ。http://zero1127.blog.fc2.com/blog-entry-55.html

＊3『朝日新聞』2011年12月13日　芝生シート高線量の小学校、セシウム9万ベクレル　杉並
http://www.asahi.com/national/update/1213/TKY201112130198.html

＊4「ドイツ放射線防護協会によるフクシマ事故に関する報道発表」
http://d.hatena.ne.jp/eisberg/20111130/1322642242

汚染がれきを燃やすことの誤り

ほとんどのセシウムはフィルターに付着したり、飛灰《ひはい》（焼却炉のフィルターに付着する灰のこと）や焼却灰に集まるだろう。しかし主に塩化セシウムとなった汚染物質は、粒子化していないので飛散しやすく、水に溶けやすい。しかもフィルターですべてが取れるわけではない。セシウムは、粘土鉱物のシリカの層と層の間に挟まれれば取れなくなるが、土壌に取り込まれていない状態では飛散しやすく水に溶けだしやすい。

現実に、8000ベクレル／kg以下しか捨てられていない安定型処分場からの排水に、セシウム134と137の合計で、490ベクレル／kgも流れ出している（＊1）。飲料水の安全基準10ベクレル／kgの64倍も流出させているのは十分に危険だ。しかも安定型処分場は、汚染水の処理すら義務づ

けられていない。ただの汚染土であれば、シリカに挟み込まれて出られない構造になっているので外部に出にくいが、一度気化させた小さなセシウム化合物は水に溶けだしやすい。現実に、汚染がれきを受け入れた島田市が大井川の流域近くに作った処分場からは、雨とともに川へ流出していることが確認されている。下流域を汚染し、浄水場を経て水道水へと入る可能性があるので、今のやり方のままでは安全ではない。

また、いったん気化させたセシウムは、飛散したときに小さすぎて花粉症用のマスクでは防げなくなる。原子炉内で使うようなN95と呼ばれる厳しい防護マスクを使わない限り、捕捉できなくなってしまう。結局それらのセシウムは、再びホコリに取り込まれて落ち、粘土のシリカに挟まれて動かない状態、つまり焼く前の状態に戻るまで待つしかない。

それなら最初から燃やさなければいいではないか。

燃やすとどうなるか。ゴミで重量は33倍濃縮する。通常のゴミの基準が１００ベクレル／kgから、８０００ベクレル／kgに緩められた安定型処分場への処分基準を認めたとしても、33倍ゴミは重量が小さくなるから、２４２ベクレル／kgのゴミまでしか燃やせないことになる。この数値は２０１２年４月以前の一般食品汚染基準値の５００ベクレル／kgよりも低い。つまり食べてよいとされる食品ゴミを燃やしたら、基準値を超えてしまうのだ。さらに木質ペレットでは２００倍濃縮するので、わずか40ベクレル／kgの木材を燃やしただけで基準を超える。

福島や栃木・群馬の山間部では、木材もまた汚染されている。スギやヒノキは葉や樹皮から放射能を吸い取り木材が汚染された。そのレベルは高く、今や薪ストーブにもペレットにも使えないものもある。２０１２年、友人が測った薪ストーブの灰は、18万ベクレルもあった。樹皮部分を燃やさないこと、それでも高い数値が出てしまうような汚染されている木材は、燃料には使えないことにせざるをえない。

先の40ベクレルや242ベクレルという値は、食品用の放射能測定器でなければ測れないほどのわずかなレベルだ。にもかかわらず政府は、ガンマ線しか測れないガイガーカウンターを使って測って見せた。そんな測定器で測れるものではないのに、ただの下手な芝居でしかなかった。

それならば、元の基準「100ベクレル／kg以上のものは放射性廃棄物」のままにして、管理の仕方を変えた方がいい。セシウムの汚染で、ほぼ半分は半減期が2年のセシウム134だから、210年間地中に掘り返さず保管すれば1000分の1以下に下がる。しかもセシウムのガンマ線は、上に土を30センチから1メートル被せれば出てくることはない（＊2）。がれきを外部に運び出して燃やして飛散させるより、土に埋めたほうがはるかに安全だ。セシウムは粘土に取り込まれて安定させるのが一番なのだから。

＊1　那須塩原市「那須塩原クリーンセンターの焼却灰の放射性物質測定結果」2011年9月分処理水測定結果
http://www.city.nasushiobara.lg.jp/2083/3501/002091.html

＊2　窪田博士の研究室　窪田敏之氏では、「遮蔽力は物質の密度にほぼ比例する。鉛の密度は11・3g／cc　また土壌の密度は色々だけれども約2・6g／cc程度。つまり概ね鉛の4～5倍の厚みがあれば同じ遮蔽力を持つ」。「仮に線源が環境の1000倍の場合、5・8㎝の遮蔽で同レベルまで下げることができる」。「5・8㎝掛ける5は29㎝。つまり地下約30㎝に埋めてしまうとセシウムの放射能は1000分の1まで減る」と計算している。　http://kubota-hakase.blogspot.jp/2013/01/blog-post_24.

html#!/2013/01/blog-post_24.html

広域処理の誤り

環境基本法や国際法に共通する「汚染の拡散禁止原則」から考えればわかるとおり、放射能汚染したがれきは拡散させてはいけない。希釈することで基準をクリアすることは禁止されているのだ。それはチェルノブイリ事故の対策の際にも貫かれていた。チェルノブイリでは二つの大きな原則があった。「放射性物質は拡散させてはならない、そして燃やしてはならない」とされていた。ところが日本は、そのやってはならない二つのことばかりしている。

それはすでに書いたとおり、利権に従って政府が動いていたからだろう。ゼネコンは除染の仕事を欲しがり、産業廃棄物処理業者はがれきの焼却の仕事を欲しがり、焼却炉メーカーは焼却炉建設の受注を欲しがり、なりふりかまわず震災復興の予算を食いものにしようとした。その結果がこの事態なのだと思う。

阪神・淡路大震災で発生した災害廃棄物は、全量で1850万トンあった。そのうち現地でリサイクル処理されたものが1156万トン（62・5％）だった。また不燃物352万トンは、大阪湾圏域広域処理場整備事業（フェニックス計画）により埋め立て処理された。残る可燃物342万トンのうち、他の地域で広域処理されたのは47・9万トンであった（＊1）。その比率は可燃物の14％でしかない。「阪神・淡路大震災では現地で野焼きされたから、今回の東日本大震災とは違う」という意見も聞くが、私はどちらの現場にも出かけている。阪神・淡路大震災のときと同様、今回の東日本大震災でも沿岸地域では現に野焼きせざるを得なかった。

東日本大震災では、特に、岩手、宮城、福島での津波による被害が大きかった。環境省の推計によれば、3県の沿岸市町村で発生したがれきの量は、岩手県442万トン、宮城県1588万トン、福島県228万トンであり、3県合計で約2250万トンに上るそうだ（＊2）。汚染されていないものならば受け入れたいと考えている自治体も住民も多い。今回、がれきの受け入れを求めているのは可燃ゴミだ。東日本大震災の津波被害では、阪神・淡路大震災の場合と違って、著しくコンクリートが少なく可燃物が多い。そのため、ゴミ焼却設備に余裕のある地域での広域処理が必要と考えたのだろう。

しかし環境省はこれまで、ゴミの「域内処理の原則」を打ち出していた。一般廃棄物は本来、産業廃棄物ときっぱり分けられ、その処理は自治体内で処理すべきものだったはずだ。災害廃棄物だからといって、ものすごく距離の離れた沖縄にまで汚染がれきを送ろうとするのは合理的な話ではない。費用は莫大になり、ごみの遠距離運搬ルートを強化することにつながる。もし地元で処理するなら、その地域にたくさんの雇用を生み出すことができるし、場所が問題となるなら、自治体が保管場所として被災地を買い取り、そこに保管して処理すればいいだろう。国内でごみが各地に運ばれてしまって問題を起こしているのは、圧倒的に産業廃棄物なのだ。そのルートを強化することは、従来環境省の言ってきた「域内処理の原則」と正反対だ。今回のことで、環境省の信頼は失墜したと言わなければならないだろう。

＊1 『都市清掃』第207号（平成7年8月）「特集阪神・淡路大震災における災害廃棄物対策」英保次郎、阿多修論文「阪神大震災の被害状況と処理計画」より

＊2 『調査と情報』第719号「東日本大震災後の災害廃棄物処理——これまでの取組みと今後の課題」農林環境課（遠藤真弘） www.ndl.go.jp/jp/data/publication/issue/pdf/0719.pdf

焼却せずに緑の丘を

ではどのような処理方法があるのか。福島県南相馬市の桜井市長は、『報道ステーションＳＵＮＤＡＹ』２０１２年3月25日放送のテレビ番組の中で、以下のような発言をしている。紹介してみたい。

桜井勝延市長（南相馬市）：（がれきを）再利用するんですけれども、それも、あそこの海、堤防が破壊されてしまいましたので。

長野（アナウンサー）：海が見えますけども、あそこに堤防があったんですよね。

桜井：ええ。国としては堤防を造るわけですけど、その背後に防潮林ですね、これ（がれき）を下に入れて、土と混ぜて、植林をする事で、波もよけるし、風もよけるし、ま、命も逆に再生させると。

ナレーション　南相馬市が独自に作成した復興計画。それは、沿岸18キロに防潮堤を造った後で、内陸部にがれきなどを再利用し、土を盛り、植林をして防災林を設置するというものだった。桜井市長はこの計画を去年の5月から、国や県に要望し続けてきたのだ。

桜井：（がれきが）足りないでしょうね。

長野：南相馬のがれきだけでは足りない？

桜井：足りないですね。ですので（防災林を）つくっていくためには、足りなければ他の県の（がれき）も受け入れることも充分可能ですし、そういう事を国がしっかり認めてくれれば、我々としてもそういう事を検討したいというふうに思ってるんですけどね。

長野：それは、「他の」っていうのは他の県？　例えば宮城とか岩手とかのがれきも？

桜井：もちろん、もちろん。

長野：ああー。

ナレーション　南相馬市は同じ被災地である岩手や宮城の震災がれきを受け入れ、復興計画へ生かしたいと考えていた。この計画を環境省に問い合わせると、環境省は「「広域がれき処理」は、被災地で受け入れる想定はしていません。そもそも、広域がれき処理は、岩手、宮城県でのがれき処理の負担を減らすための目的であり、被災3県内でのがれきの移動は想定していない」というもの。

桜井：政府がOKすれば、岩手とか宮城のものなんかは、放射性物質は全然、我々なんかに比べても、はるかにないわけで、だから、そういうことは十分可能でしょう？　そういう再利用の仕方をすれば、国の処理っていうか、がれきの処理はどんどん進むし、協力して処理をするという事は必要だとは思いますけれども、（がれきは）あくまでも命が宿っていたところだし、命を引き継ぐことで、防潮堤なりに利用して、そこに植林をしていく事で、命を再生するというか、そういう考え方が必要だと思いますね。

なぜ汚染の少ない場所のがれきを、汚染の多い場所に運んではいけないのか。それどころか汚染されていない地域に運ぼうとするのか。なぜ必要な場所に届けられず、不必要な場所に送らなければならないのか。

宮脇昭氏の提唱する、東日本大震災で被災した東北地方の海岸線に「森の防波堤」をつくろうという提案がある（＊1）。「震災で生じたがれきのほとんどは、家屋などに使われていた廃木材やコンクリートだ。これらはもともと自然が生み出したエコロジカルな『地球資源』だ。捨てたり焼いたりしないで有効に活用すべきだ。海岸部に穴を掘り、がれきと土を混ぜ、かまぼこ状のほっこりしたマウンド（土塁）を築く。そこに、その土地の本来の樹種である潜在自然植生の木を選んで苗を植えていけば、10〜20年で防災・環境保全林が海岸に沿って生まれる。この森では個々の樹木は世代交代しても、森全体として9000年は長持ちする持続可能な生態系になる」と。

これを「防波堤」と呼ぶのには抵抗がある。河川で洪水を防止するために、今のようなコンクリートの三面張りにする以前には、よく「竹林」などを作った。竹林や屋敷林《やしきりん》などを超えてくる間に、洪水は勢いを失い、静かに水位が上がる程度になる。建物を壊す濁流ではなく、静かに水位が上がり、引いていく仕組みだ。これを「減勢工《げんせいこう》」という。海からの津波にも、そのような対策ができるだろう。防波堤はもちろん高くするが、これまでの板状の堤防ではなくなだらかな丘状にする。その丘には多くの森を育て、津波の勢いを削いでもらう。そして押してくる波より怖い「引き波」のときは、そこに植えられた木々が助け舟になる。木につかまることができれば、たくさんの命が救えたはずなのだ。

二段階の丘を作って津波の流れの向きを変えさせるのもいいかもしれない。そのために採石して山を壊すよりも、圧倒的な量を占めるがれきを使えばいい。その上に汚染されていない土を被せれば、放射線は遮蔽され、植えられた木にとってはがれきが栄養源になり、広葉樹が育つ頃には放射能も減っている。

宮脇氏は「タブやカシ、シイを主木とし、ヤブツバキやシロダモ、ヤツデなど様々な樹種が混在して育つ多様性の高い森」が良いと言う。本来、そこに育っていた木であり、近年植林されたマツやスギなどと違って根を深く張るからだ。しかも広葉樹が使えるようになる150年後には242ベクレル／kgの汚染土が69分の1の3・5ベクレル／kgに下がっている。さらに210年後では275分の1となって1ベクレル／kg以下だ。時間しか解決できない放射能なら、長く使うもので対応するのが一番いい。もし土で被覆しないままのその森に立ち入ったとしても、燃やして濃度を33倍から200倍に高めるようなことさえしなければ、被曝量は今の状態と変わらない。

岩手県陸前高田市で「森の防潮堤」計画が動き始めたそうだ。しかし課題として、本当に植生がその土地に合ったものであるのかどうか、苗を遠くから持ち込むことで遺伝的撹乱を起こすのではないか、地元地域の人たちの意見を聞いているのか、土木的な強度は確保されるのかどうか、といった問題が指摘されている。それらの意見は傾聴に値するが、事業そのものを否定するほどの内容ではない。

そもそもゴミを焼却すること自体が誤りなのだ。そのために国内全域にセシウムを撒き散らす状況を作ってしまっているのだから。まず第一に「ゴミは焼却すればよい」という考え方から抜け出すべきだ。次に汚染されたがれきは焼却せずに、可能な場合は埋めて上から土を被せて掘り起こさないようにするのがいい。それが無理なほど汚染が激しい地域では、除染せずに放射性物質が半減期によって減るのを待つべきだ。汚染がれきは土に埋めることを原則にすべきだと思う。

その上で地域の人が望むならば、防潮堤にすればいいと思う。

＊1　2012年2月1日『日本経済新聞』「震災がれきを活用、東北に「森の防波堤」を　横国大の宮脇氏に聞く」　http://www.nikkei.com/article/DGXBZO38414600Q2A130C1000000/

おわりに

「放射能の問題について話した方がいいですか」

２０１３年2月、群馬県の沼田市で講演した際の話だ。沼田市は残念ながら放射能が降り注いでいる。講演会の寸前に主催者に聞いた。

「話してくれませんか。気にしている人たちもたくさんいますから」

そこでこの本に書いた話のダイジェストを話した。講演自体は「まちおこしの具体的な手法」だったのだが、結局講演後の質問は放射能の話に集中してしまった。ある農家の方の質問が印象的だった。

「セシウムを測るとき、カリウムも同時に測った。カリウムの数値の方が断然大きく、それは自然放射能だから以前と変わりない。それなのにセシウムだけが危険だというのには納得できない」というものだった。

本書に書いたとおり、体内半減期が大きく異なる。カリウムは30日だが、セシウムは70日になる。半分排出されるまでにカリウムは一カ月だが、セシウムは二カ月以上なのだ。しかもカリウムは特定の臓器に集中して蓄積することはないが、セシウムは本書で書いたように甲状腺や筋肉に蓄積する。しかもその値と、たとえば不整脈との間には密接な関係がある。しかし質問した農家の方は「オレは納得できん」と黙ってしまった。

また別な質問が寄せられた。

「私は体にいいからと玄米を食べている。しかしセシウムは胚芽に集中して集まると言われた。それではかえって体に悪いのか」と。

「残念なことに、セシウムはたいがい本来体に良いものに集中して集まる。玄米が体に良いのは事実だろうが、食べるには放射能を測定してあるコメを選んでほしい」と答えた。何回かのやりとりの後、彼が納得したのは私自身が会津若松のコメを毎日食べていると話してからだった。

私が食べているのは会津若松の「すとう農産」が育てた「合鴨米」だ。福島原発事故後、『美味しんぼ』というマンガの原作者、雁屋哲さんから電話をもらった。すとうさんが作った美味しいお米が、ちゃんと測定機関で1ベクレル未満まで測定できる装置で計っても「不検出」なのに、注文がキャンセルされて困ってしまっているのだと。なんとか協力してあげてほしいという話だった。すぐに連絡を取って会津若松に向かい、すとうさんのお宅で話を伺った。

すばらしい人だった。奥さんが農薬で体調を崩したことから、40年も前から農薬を最小限にしている。自然の循環の中に、少しだけ人間がお手伝いして、その分け前をいただく。そうしたコメ作りをするために、殺菌もぬるいお湯でし、虫の害も合鴨に食べてもらい、米ぬかを発酵させたものを堆肥として与え、味を落とさないために籾すり・精米後は一カ月以内に食べてもらおうと、出荷寸前まで精米せずにいる。

当初、生協などに頼めないかと当たったたが、残念なことにコメの消費量が低迷しているために生協自身が販売に苦労している状態だった。そのため、私が理事長を務める天然住宅バンクで「合鴨米交換カード」を作成することにした。購入者は先におカネを払い、宅急便で送る時期を決めるための「ハガキ」を受け取る。そして米びつが減ってきたら投函すると、ハガキがすとう農産に届く。すとう農産は、届いた時点で宅急便で購入者に送る仕組みだ。これならコメを貯めすぎて、味が落ちるまでの一カ月の期間過ぎてしまう心配もなく、美味しい状態で食べることができる。そんな形ですとうさんに協力した。

すとうさんを招いたバンクの集まりで、すとうさんは2012年のコメもさらに精度の高い測定をしたが「不検出」だったと話してくれた。誰かが少し意地悪な質問をした。

「もし検出されたらどうするんですか?」と。

すとうさんは「そうなったらコメ作りをやめる。命の循環のためにしていることが、命を危うくするならやる意味はない」ときっぱり答えた。

農家がなぜこれほど苦しまなければならないのか。その農家の苦しみを知って、彼らに寄り添いたいと思う人たちはどうしたらいいのか。その先に放射能の危険性を軽視したい気持ちが出たり、逆に農家を非難する人が出たりする。共に被害者であるのに。

講演会の後、何人かの人たちが控室を訪ねてきて「よく話してくれた」と口々に言った。私は私が調べ、納得した情報でしか話せないのだから特別な話ではなかったのだが。しかし彼らの地域ではすでに、都合の悪い情報は話せないのだと聞いた。学校給食でセシウム調査をしてほしいと訴え続けているお母さんもいた。まるで何か大きな隕石の影で、日が射さなくなって怯えているような暮らしではないか。

本書はそうした人たちに届けたい。不都合な話であっても、客観的事実と主観的な希望とを混同させてはいけない。客観的事実をきちんと把握した上で、どうすべきかと乗り越えていかなければならないのだ。乗り越える努力はもちろん、加害者である東京電力・政府・官僚・御用学者・マスメディアを免責はしない。彼らの罪が消えることはない。

しかしどんなときであっても未来の可能性を見失ってはいけないのだ。本書に書いたように土壌や微量栄養素、微生物などの働きで、少しでもセシウムを作物に吸収させない方法はある。その努力を続けなければと思う。ある農家の方は、耕している畑の方が、耕さない裏庭よりも放射線量が低いと話していた。セシウムは粘土質の土に閉じ込められていき、耕された結果として上下が入れ替わり、土の遮蔽効果で減っていったのだろう。汚染レベルが高すぎなければ、それでいいのではないか。ぼく自身も今なお、木材から少しでもセシウムを抜くことができないかと実験を続けている。

この本は福島第一原発事故前から、筑摩書房の井口かおりさんに頼まれていたものだった。しかし事故後、一変した状況の中、新たな暮らし方に向けて書いて欲しいと依頼された。しかしそのときには私自身の生活が一変し、一年間の間に日数より多くの講演を、全国各地でする毎日になっていた。

毎日が今回の沼田市での講演会のような状態だった。その中で、特に子どものことを心配する母親たちの知りたがっている情報を届けたいと思った。原子力発電所や社会問題以上に、毎日向き合う暮らしのこと、どう暮らしたらいいのかを伝えたいと思った。毎日が迷いの連続だった。汚染されていても、簡単に転居できないことはよくわかる。それ以上に今いる地域に住み続けたい気持ちもよくわかる。その一方で、そこに子どもと住み続けていいのかどうか。

「可能ならここに住まない方がいい、でも住まざるを得ないならこれだけは気にしてほしい」と続けてきた講演。それは自分に対してもはね返った。「人に移住した方がいいと言っておきながら、自分は汚染地である東京に住んでいていいのか」と。あるとき臨界に達したように、縁もゆかりもなかった岡山県の田舎に引っ越すことにした。それは人に話してきたことからの反射だったのかもしれない。

従来の社会はあいかわらず、「原子力発電を止めたら電気をどうするのか」といった議論を続けている。しかし命の問題を前にして、そんな議論をしているときなのか。何が大事なのかわかっていないのではないかと思う。もちろん次の時代のエネルギーの話も大事だし、そのことについても別の著書『子どもたちの未来を創るエネルギー』（子どもの未来社）を執筆し、送電線につながらない暮らし、オフグリッドの運動も始めている。そのなかで最も大切な命への対策を、きちんと書いておきたかった。しかしこの本を執筆中に自分自身が病気になり、一歩間違えば死ぬところだった。それを考えるとなおのこと、大切に思っていることを先に記しておくべきだと思った。

私は環境活動家を名乗っている。原子物理学や放射線医学の専門家ではない。大学で教えてはいるが、その目的は未来の環境を良くしたいからだ。本書では可能な限り現時点までの探し得る情報を集め、自分なりの咀嚼はしたつもりだ。どうか一つの参考として、お読みいただきたい。

大切なのは、自分が生きるために、自分の考えを作ることなのだ。

筑摩書房の井口かおりさんには大変お世話になった。また、私の活動を支えてくれた「Office

YU」の渡辺加奈子さんにも感謝したい。多くの人たちのおかげで私の活動が支えられている。そのみなさんにも感謝申し上げたい。

田中優（たなか・ゆう）

1957年東京都生まれ。地域での脱原発やリサイクルの運動を出発点に、環境、経済、平和などの、さまざまなNGO活動に関わる。現在「未来バンク事業組合」「天然住宅バンク」理事長、「日本国際ボランティアセンター」理事、「ap bank」監事、「一般社団法人天然住宅」共同代表を務める。立教大学大学院、横浜市立大学の非常勤講師。公式HP田中優の〝持続する志〟http://www.tanakayu.com/

著書に、『子どもたちの未来を創るエネルギー』（子どもの未来社）、『原発に頼らない社会へ』（武田ランダムハウスジャパン）、『地宝論』（子どもの未来社）など。

共著に、『世界から貧しさをなくす30の方法』『おカネで世界を変える30の方法』（合同出版）など多数。

放射能下《ほうしゃのうか》の日本《にほん》で暮《く》らすには？
――食《しょく》の安全対策《あんぜんたいさく》から、がれき処理《しょり》問題《もんだい》まで

二〇一三年七月十日　初版第一刷発行

著者　田《た》中優《なかゆう》

発行者　熊沢敏之

発行所　株式会社筑摩書房

〒一一一―八七五五

東京都台東区蔵前二―五―三

振替〇〇一六〇―八―四一二三

印刷所　三松堂印刷株式会社

製本所　三松堂印刷株式会社

ISBN978-4-480-87866-3 C0077

乱丁・落丁本の場合は、左記宛に御送付下さい。送料小社負担でお取り替えいたします。

ご注文・お問い合わせも左記へお願いいたします。

埼玉県さいたま市北区櫛引町二―六〇四　筑摩書房サービスセンター

〒三三一―八五〇七　電話　〇四八―六五一―〇〇五三

◉筑摩書房の本◉

脱原発とデモ
そして、民主主義

瀬戸内寂聴、鎌田慧、柄谷行人、落合恵子、小出裕章、平井玄、坂本龍一、田中優子、武藤類子、高橋まこと、飯田哲也、宮台真司、いとうせいこう、小熊英二、毛利嘉孝、鶴見済、稲葉剛、松本哉、山本太郎、雨宮処凛、山下陽光、二木信、中村瑠南、原発いらない福島の女たち

脱原発デモでの文化人の発言と書き下ろしエッセイ。対談＝柄谷行人×松本哉ほか。

原発のない世界へ

小出裕章

反原発を貫く原子力専門家が、今後の原発の危険性、今後取るべき原発廃絶の道筋、放射能下での暮らし方などを伝える。対談＝鎌仲ひとみ

「脱原発」成長論
新しい産業革命へ

金子勝

原発に頼らず、経済成長を実現させるには？ エネルギー転換による「新しい産業革命」、「地域分散ネットワーク型社会」など世界史的な観点から将来展望を示す。

子どもたちを内部被ばくから守るために親が出来る30のこと
チェルノブイリの体験から

野呂美加

子どもの内部被ばくの害は大人の比ではない。子どもを守るために何をすればよいのか。食べ物、飲み物、生活環境……具体的にアドバイス。

食で対策！ 放射能
大切な人を守るレシピと、今できること

菅谷昭＝監修
小椋優子＝著

おいしいレシピで放射能から身を守る。放射能測定法、避難者アンケートまで。イラスト（はらだゆきこ）満載！ インタビュー＝肥田舜太郎、安田節子

◉筑摩書房の本◉

〈ちくま新書〉
内部被曝の脅威
原爆から劣化ウラン弾まで

肥田舜太郎
鎌仲ひとみ

劣化ウラン弾の使用により、内部被曝の脅威が世界中に広がっている。広島での被曝体験を持つ医師と気鋭の社会派ジャーナリストが、その脅威の実相に斬り込む。

〈ちくま新書〉
エネルギー進化論
「第4の革命」が日本を変える

飯田哲也

いま変わらなければ、いつ変わるのか？ 自然エネルギーは実用可能であり、もはや原発に頼る必要はない。持続可能なエネルギー政策を考え、日本の針路を描く。

〈ちくま新書〉
原発危機 官邸からの証言

福山哲郎

本当に官邸の原発事故対応は失敗だったのか？ 当時の官房副長官が、自ら残したノートをもとに緊急事態への取組を徹底検証。知られざる危機の真相を明らかにする。

〈ちくま新書〉
夢の原子力
Atoms for Dream

吉見俊哉

戦後日本は、どのように原子力を受け入れたのか。核戦争の「恐怖」から成長の「希望」へと転換する軌跡を、緻密な歴史分析から、ダイナミックに抉り出す。

〈ちくま文庫〉
いのちと放射能

柳澤桂子

放射性物質による汚染の怖さ。癌や突然変異が引き起こされる仕組みをわかりやすく解説し、命を受け継ぐ私たちの自覚を問う。

解説　永田文夫